CONGRÈS DES ALIÉNISTES ET NEUROLOGISTES

ET DES PAYS DE LANGUE FRANÇAISE

XXIᵉ Session — Amiens 1911

Des Tumeurs

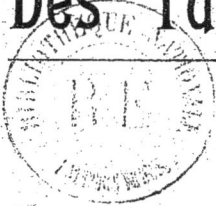

du Corps pituitaire

par le

Dʳ Victor COURTELLEMONT

Professeur suppléant

à l'École de Médecine d'Amiens

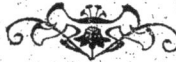

PARIS

G. MASSON & Cⁱᵉ, ÉDITEURS

LIBRAIRES DE L'ACADÉMIE DE MÉDECINE

120, Boulévard Saint-Germain, 120

1911

CONGRÈS DES ALIÉNISTES ET NEUROLOGISTES DE FRANCE

ET DES PAYS DE LANGUE FRANÇAISE

XXIe Session — Amiens 1911

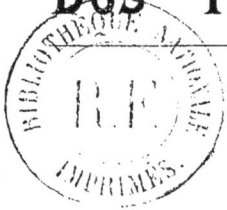

Des Tumeurs
du Corps pituitaire

par le

DR Victor COURTELLEMONT

Professeur suppléant

à l'École de Médecine d'Amiens

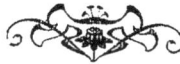

PARIS

G. MASSON & Cie, ÉDITEURS

LIBRAIRES DE L'ACADÉMIE DE MÉDECINE

120, Boulevard Saint-Germain, 120

1911

I

Historique

⁂ ⁂ ⁂

L'histoire des tumeurs de l'hypophyse a passé par trois périodes : *une première période, anatomique et accessoirement clinique,* s'étend depuis le commencement du xviiie siècle à 1886 ; — une *seconde période, ou période d'acromégalie et de gigantisme,* commence en 1886 avec le mémoire de M. Pierre Marie et s'étend jusqu'en 1901 ; — une *troisième période* enfin s'est ouverte en 1901 avec le mémoire de Froehlich et se poursuit encore actuellement, c'est la *période de l'adiposité hypophysaire, de la radiothérapie et de la chirurgie hypophysaires.*

A la *première période,* les observations rapportées sont pendant longtemps exclusivement anatomiques : ce sont de simple trouvailles d'autopsie. Parfois cependant l'auteur les rapproche de quelques symptômes cérébraux présentés pendant la vie. Le premier (1) cas de tumeur hypophysaire paraît avoir été observé par Bonnetus en 1700. Vieussens en 1705, Petit en 1718, Morgagni (1766, 1779), de Haen (1769), Greding (1781), Wenzel (1810), et d'autres auteurs font connaître des cas semblables. Au commencement du xixe siècle, les notions sur la symptomatologie s'ébauchent par la connaissance de certains troubles de compression cérébrale. Déjà, au siècle dernier, Vieussens avait signalé

---

(1) Rappelons que le corps pituitaire n'a été réellement connu qu'après les travaux de Vésale (1514-1564). Le nom d'hypophyse lui fut donné beaucoup plus tard par Chaussier (1746-1828 . Ces notions permettent de comprendre la date relativement récente des publications sur les tumeurs de l'hypophyse.

la perte de la vue, Petit l'hydrocéphalie, Greding l'épilepsie ; Wenzel décrit l'élargissement de la selle turcique. De nouvelles observations sont apportées, et Rayer en 1823 dans un mémoire qui fixe les notions d'une époque, cite, comme signes des tumeurs pituitaires, l'affaiblissement et la perte la vue, l'apathie, la céphalée frontale, la diminution de la mémoire.

Les travaux ultérieurs restèrent peu nombreux, et la question n'avança guère. On trouvera dans l'ouvrage de Bernhardt (1881) l'état des connaissances à la fin de cette première période. Bernhardt admet que les troubles visuels sont dus le plus souvent à l'atrophie primitive des nerfs optiques, sans œdème de la papille ; il signale, à titre de rareté, la possibilité du diabète sucré.

A vrai dire, la *seconde période* ne part pas du premier mémoire de M. Pierre Marie (1886), car cet auteur en décrivant *l'acromégalie* n'en faisait connaître que le tableau clinique ; c'est quelques années plus tard, en 1889-1890-1891, dans une série de travaux auxquels prirent part également ses élèves Souza-Leite et Marinesco, que M. Marie aborda la question des rapports entre sa « maladie » et les tumeurs pituitaires. Ses conclusions, formulées avec réserve, entraînèrent la conviction de la très grande majorité des médecins : l'acromégalie devint un syndrome hypophysaire, c'était un signe révélateur de tumeur hypophysaire. La connaissance d'un syndrome aussi frappant, d'un diagnostic aussi facile, donna aux tumeurs de l'hypophyse un intérêt clinique qu'elles ne possédaient pas jusqu'alors. On peut dire que c'est réellement à cette époque que s'ouvre la phase clinique des tumeurs du corps pituitaire.

En 1889, l'hémianopsie bitemporale est observée par Schultze chez un acromégalique, et d'autres cas sont vus par Ruttle et Debierre. La symptomatologie s'enrichissait là d'un nouveau signe précieux.

Entre temps, quelques auteurs, Cunningham, Tamburini, faisaient remarquer les ressemblances qui existent entre l'acromégalie et une autre déformation osseuse par hyperostéogénèse, *le gigantisme* ; Massalongo, en 1893, affirmait l'identité de nature des deux maladies. Cette identité fut proclamée à nouveau en 1895 par MM. Brissaud et Meige, et les conclusions de ces auteurs, soutenues dans des travaux très remarqués, eurent un grand retentissement. D'ailleurs, les autopsies de géants révélaient des tumeurs pituitaires, et l'examen des cas épars dans la littérature montrait également la très grande fréquence, sinon la constance de ces tumeurs (Woods-Hutchinson, Launois et Roy). Le gigantisme devenait à son tour une manifestation et par conséquent un signe .de tumeur de l'hypophyse (Launois et Roy).

Mais déjà avait commencé en Autriche, en 1901, la *troisième période:* Froehlich (de Vienne), assistant de Frankl-Hochwart, décrivait un nouveau syndrome .pituitaire, *l'adiposité* ; il le croyait spécial aux cas non accompagnés d'acromégalie ou de gigantisme. Ce nouveau type clinique, type Froehlich, ne tarda pas à être rencontré par de nombreux observateurs, Berger, Zak, Fuchs, Bartels, et beaucoup d'autres. En 1906, Bartels associant à l'adiposité des signes d'insuffisance sexuelle, désignait la réunion de ces deux groupes de symptômes sous le nom de *dystrophie adiposo-génitale* et lui accordait une grande valeur dans le diagnostic des affections de la région hypophysaire.

La connaissance de ces nouveaux types étend singulièrement le domaine clinique des néoplasies du corps pituitaire.

Ajoutons qu'un autre mode de contrôle est de plus en plus mis en usage : l'exploration de la selle turcique par les rayons X. Bien qu'Oppenheim et Cassirer en 1899 aient observé l'élargissement de la selle turcique chez un acromégalique, c'est à M. Beclère que revient le mérite d'avoir décrit en 1902 et en 1903 le syndrome radiologique de l'acromégalie, syndrome dont l'élément le plus important, l'altération de la selle turcique est retrouvé dans toutes les formes d'hypertrophie accentuée de l'hypophyse.

On en était là, quand cette affection, jusqu'alors abandonnée à son évolution naturelle, s'enrichit presque en même temps de deux méthodes thérapeutiques, qui n'ont certainement pas encore donné toute leur mesure. Schloffer, après avoir sur le cadavre étudié les voies d'accès de l'organe et établi une technique opératoire, publie le 23 mai 1907 le premier cas d'hypophysectomie chez l'homme (1). Von Eiselsberg, le 21 juin de la même année, pratique la même opération chez un second malade, encore avec le même succès ; et, depuis, nombre de sujets acromégaliques ou non-acromégaliques ont été opérés avec un résultat variable par von Eiselsberg, Hochenegg, Hirsch, Cushing, Lecène et plusieurs autres.

Enfin, le 15 janvier 1909, Gramegna (de Turin) rapporte le premier cas d'acromégalie traitée et améliorée par la radiothérapie, et Béclère le 12 février 1909 publie un second cas. La pituitaire, malgré sa position profonde, n'échappe pas à l'influence des rayons X, dont l'action atrophiante sur les glandes et sur les tumeurs est bien connue.

Ainsi cette troisième période, qui n'est pas encore close, est bien la période de l'adiposité pituitaire, mais c'est en même temps une période thérapeutique, à la fois chirurgicale et radiothérapique.

Ajoutons qu'elle est aussi la période de l'étude histologique des tumeurs hypophysaires. Avec Benda (1900-1904), Erdheim (1904-1910), Loewenstein (1907), la structure de ces tumeurs commence à se préciser, quoiqu'elle comporte encore comme nous le verrons, beaucoup d'incertitude.

Anatomique à la première période, clinique à la seconde, clinique, thérapeutique et histologique à la troisième, l'histoire des tumeurs de l'hypophyse n'a pas cessé depuis la seconde étape de compter de nombreuses recherches pathogéniques ; celles-ci jusqu'alors n'ont abouti qu'à des théories dont nous retracerons les grandes lignes en un autre chapitre.

---

(1) Proust rapporte qu'Horsley avait opéré avant cette date trois tumeurs hypophysaires ; le chirurgien anglais ne les avait pas publiées, mais signalées seulement dans sa statistique de 1906.

II

Définition. Délimitation du sujet

⊰๏⊱ ⊰๏⊱ ⊰๏⊱

Une étude sur les tumeurs du corps pituitaire comporte au préalable une triple délimitation : histologique, macroscopique, topographique.

I. — Quelles sont, au point de vue histologique, les limites des tumeurs du corps pituitaire ? Ou plus exactement, doit-on limiter les tumeurs de cet organe aux seules lésions qui sont histologiquement parlant des tumeurs (épithéliomas, sarcomes, etc)., ou bien doit-on comprendre sous ce terme, comme on l'a fait jusqu'ici, toutes les augmentations de volume importantes, quelle que soit la nature de ces hypertrophies.

Cette question est grosse de conséquences. Eliminer les lésions dont la nature néoplasique n'est pas histologiquement prouvée, c'est éliminer une grande partie de l'acromégalie.

A priori, il semblerait logique de s'en tenir au sens histologique du mot tumeur et de rejeter tout ce qui s'en écarte. En effet, il existe dans la littérature un grand nombre d'observations rangées sous la dénomination d'hypertrophie, d'hyperplasie, d'hypertrophie adénomateuse, d'adénome. Ces lésions ressemblent à des réactions inflammatoires ou à des hypertrophies fonctionnelles. Il n'est pas prouvé qu'elles soient toujours des tumeurs au sens où l'on entend habituellement ce mot ; un certain nombre d'entre elles ne sont peut-être que des augmentations de volume, liées à l'inflammation ou à un surfonctionnement.

Qu'on ne croie pas d'ailleurs que ce sont là de simples vues de l'esprit. L'existence d'hypertrophies, d'hyperplasies hypophysaires, d'origine inflammatoire ou fonctionnelle, est actuellement bien connue. Les intoxications (Guerrini, Gemelli), les infections, la grossesse (Comte, Launois et Mulon), l'extirpation de certaines glandes, telles que le corps thyroïde (Ragowitsch, Alquier, etc.), les capsules surrénales, les glandes génitales (Fichera), sont capables de les déterminer. Il est juste de dire qu'il est habituel que les hypophysomégalies ainsi réalisées conservent un volume modéré. Elles peuvent toutefois, chez l'animal tout au moins, atteindre des dimensions qu'on ne saurait méconnaître. Alquier a observé, chez la chienne, après la double action de la grossesse et de la thyroïdectomie, des augmentations de volume de l'hypophyse allant du double au triple du volume normal, sans que pour cela les images histologiques cessent d'être des figures d'hypertrophie ou d'hyperplasie (communication orale).

La conséquence de ces notions est que le mot tumeur de l'hypophyse, s'il doit être pris dans son sens histologique strict, ne s'applique sans doute pas à un certain nombre de cas classés actuellement comme tels. Doit-on pour cela éliminer ces cas ? Nous ne le croyons pas.

Parce que, entre certains faits où l'on serait tenté de conclure à des altérations purement fonctionnelles ou inflammatoires, et d'autres nettement néoplasiques, il existe tous les intermédiaires, et ces intermédiaires sont nombreux. Les frontières entre l'inflammation et les néoplasies ne sont point toujours aisées à établir ; plus on envisage un organe voisin de l'état embryonnaire, plus la distinction devient difficile. La glande pituitaire, composée de cordons cellulaires pleins, situés dans un tissu conjonctif grêle, et anastomosés entre eux, prend vite certains aspects de tumeur dès que son tissu glandulaire prolifère. Et l'on est incapable de dire si les figures histologiques constatées, dans les cas

que nous visons, ressortissent aux tumeurs ou aux modifications fonctionnelles ou inflammatoires.

Parce que, d'autre part, ces hypophysomégalies, quoique
faites sur un type histologique d'hypertrophie ou d'hyperplasie acquièrent un grand volume, agrandissent la selle
turcique, la débordent par en haut, et sont capables de venir
comprimer les éléments du cerveau : c'est le cas en particulier d'un grand nombre d'observations d'acromégalie. Le
volume et la possibilité d'exercer une compression doivent
donc être pris en considération dans la définition du mot
tumeur de l'hypophyse. N'oublions pas que la selle turcique
est une annexe de la cavité crânienne ; les tumeurs de l'hypophyse appartiennent à la classe des tumeurs cérébrales.
Et cette situation va nous permettre de trouver la solution
du problème posé tout à l'heure.

Nous n'avons pas à être plus exigeants pour la définition
du mot tumeur appliqué à l'hypophyse, que nous ne le sommes pour le même mot appliqué à l'encéphale. Or, tout le
monde admet qu'en matière de tumeurs cérébrales la possibilité de compression a plus d'importance que le caractère
histologique, et tous les traités comprennent, parmi les
tumeurs cérébrales, non seulement des lésions qui sont
histologiquement tumeurs, mais encore des lésions qui
sont sûrement des inflammations, telles que le tubercule,
la gomme, même certains abcès, même les anévrismes.
Qu'on ne s'étonne donc plus maintenant de voir, sous le
nom de tumeur hypophysaire, des lésions histologiquement
néoplasiques voisiner avec des altérations dont la nature
néoplasique n'est pas certaine, telles que certaines hyperplasies adénomateuses, les gommes, la tuberculose. A côté
du critérium histologique, qu'il faudra toujours retenir
pour les petites tumeurs, il y a le critérium volumétrique,
dont l'importance prime le précédent pour la classification
des grosses hypophysomégalies. Par conséquent, nous
rangerons dans la catégorie des tumeurs du corps pituitaire,
non seulement les lésions qui histologiquement sont des
tumeurs (quelles que soient leurs dimensions), mais aussi
toutes celles qui par leur volume sont susceptibles de com-

primer ou de détruire les tissus ou organes de voisinage ;
toutefois, nous croyons bon de distraire de ce groupe les
lésions dont l'évolution serait entièrement aiguë, comme les
abcès chauds et les hémorragies récentes; le mot de tumeur
implique en effet l'idée d'une affection à marche lente.

II. — Puisque le volume est un des éléments importants
pour la définition du mot tumeur hypophysaire, on peut se
demander à partir de quel volume une hypophysomégalie
mérite le nom de tumeur ? Aucune réponse précise n'est
possible. On ne peut fixer de chiffre, pas plus qu'on a pu
établir par des chiffres la limite entre le gigantisme et la
taille normale, pas plus qu'on ne peut préciser à partir de
quelles dimensions un tubercule cérébral devient une
tumeur cérébrale. Ce qu'on peut dire, c'est que, à ne considérer que le volume, une lésion de l'hypophyse à marche
lente ou assez lente devient une tumeur quand ses dimensions la rendent *susceptible* de comprimer ou d'altérer les
tissus de voisinage (os, cerveau, nerfs, vaisseaux, etc.), que
cette compression ou ces altérations se produisent ou non.

III. — Reste une troisième délimitation à faire. Faut-il
limiter la description aux seules tumeurs du corps pituitaire
(c'est-à-dire lobe antérieur et lobe postérieur), faut-il l'étendre aux tumeurs circonscrites de la tige pituitaire, faut-il
l'étendre aux tumeurs du voisinage susceptibles de comprimer l'hypophyse ?

Que les tumeurs des deux lobes constituent le bloc essen-
tiel des tumeurs de l'hypophyse, personne n'en doute.

Que les tumeurs circonscrites de la tige pituitaire puissent
à la rigueur, être décrites avec les tumeurs de l'hypophyse,
ou du moins tout à côté d'elles comme une variété topographique, nous l'admettons. Mais nous entendons qu'il
s'agisse de tumeurs circonscrites, bien limitées à la tige. De
tels cas sont bien rares, et d'un intérêt secondaire.

Mais là où la discussion doit s'engager, c'est quand il

s'agit de tumeurs du voisinage, de tumeurs comprimant l'hypophyse, mais ne l'infiltrant pas. Ces productions demeurent tout à fait indépendantes de la glande, elles ne l'absorbent pas ; elles restent à côté, au-dessus ou au-dessous d'elle; celle-ci est comprimée, elle peut être atrophiée, mais elle n'est pas envahie par le néoplasme. Ces néoplasies ne sont point des tumeurs du corps pituitaire, et il y a lieu, à notre avis, contrairement à l'opinion générale, de les séparer des tumeurs de l'hypophyse. Elles appartiennent à différents groupes : tumeurs méningées (endothéliomes de la dure-mère), tumeurs osseuses (sarcomes du sphénoïde), tumeurs cérébrales. Du premier groupe, nous citerons comme exemples les cas de Brosch, d'Ottenberg, comme exemple du second le cas de Cicaterri. Les tumeurs du troisième groupe sont plus importantes, certaines ont été désignées sous le nom de sarcomes. (Burr et Riesmann, Windenburg) ; mais les plus nombreuses et les plus intéressantes sont les épithéliomas pavimenteux à type malpighien. Ces tumeurs dont des éléments essentiels sont des cellules aplaties, pourvues de filaments d'union, et des globes d'apparence épidermique, renferment fréquemment des formations kystiques ou pseudo-kystiques, et parfois des lamelles osseuses. On peut se demander si elles n'ont pas de liens de parenté avec les cholestéatomes et les tératomes de la région.

Erdheim, qui a eu le mérite d'attirer l'attention sur ces épithéliomes et de les bien décrire, les croit développés au dépens d'îlots de cellules pavimenteuses qu'il a trouvées normalement soit à la face supérieure de l'hypophyse, soit à la partie antérieure de la tige pituitaire et de l'infundibulum. Ces îlots cellulaires représenteraient pour cet auteur les vestiges du conduit pharyngo-hypophysaire. Aussi décrit-il ces néoplasmes sous le nom de tumeurs du conduit hypophysaire (Hypophysenganggeschwülste) : on les appelle aussi tumeurs de l'infundibulum. Nous nous hâtons d'ajouter que les Hypophysenganggeschwülste d'Erdheim ne sont pas toutes sus-hypophysaires; certaines intéressent le corps pituitaire, celles-là c'est bien entendu rentrent dans la catégorie des tumeurs hypophysaires et nous en reparlerons au chapitre de l'anatomie pathologique ; mais la majorité restent sus-hypophysaires et ce sont celles-ci qui doivent selon nous être distraites du groupe des tumeurs du corps pituitaire.

Cette élimination s'impose pour trois raisons. La première est que, topographiquement, ce sont surtout des tumeurs du tuber cinereum ; c'est là le plus souvent qu'elles paraissent le plus volumineuses ; elles font saillie dans le troisième ventricule en haut ; en bas elles proéminent et par conséquent paraissent distendre, élargir et allonger la tige pituitaire, normalement si petite et si courte (elle mesure de 4 à 6 millimètres de longueur, suivant Testut).

La seconde raison, c'est que, quand bien même l'origine de ces tumeurs aux dépens de vestiges du conduit pharyngohypophysaire serait démontrée, elles n'en constitueraient pas moins, tant qu'elles restent sus-hypophysaires, un groupe de néoplasmes distincts de la glande ; elles seraient alors considérées comme des tumeurs de la région hypophysaire développées aux dépens de vestiges embryonnaires d'origine pharyngée, mais non comme des tumeurs de l'hypophyse.

La troisième raison, c'est que l'origine admise par Erdheim est loin d'être démontrée, on trouve des tumeurs de ce type en des régions bien éloignées de l'hypophyse, dans le quatrième ventricule par exemple. Leur structure est tout à fait analogue, en effet, à celle des épithéliomas primitifs du cerveau, étudiés en particulier ces dernières années par Cestan, Boudet et Clunet, Hart. L'opinion la plus admise est que ces épithéliomas primitifs du cerveau tirent leur origine des cellules épendymaires, ce sont des épithéliomas épendymaires. En sorte que analogie, histologie et topographie portent à admettre l'origine épendymaire des tumeurs pavimenteuses sus-hypophysaires, et par suite à douter de plus en plus de leur naissance aux dépens du tractus pharyngo-hypophysaire.

Qu'on ne croie pas d'ailleurs que la limitation topographique de notre sujet ait une importance seulement anatomique. Pour se convaincre du contraire, il suffit de remarquer que les néoplasmes que nous croyons devoir écarter sont relativement très nombreux et qu'ils sont fréquemment associés au type adipeux ou adiposo-génital. Ainsi l'observation de Mohr (1841), considérée comme la première observation d'adiposité hypophysaire, n'appartient pas à la classe des tumeurs hypophysaires, mais à celle des tumeurs de la région hypophysaire.

Citons, à titre d'exemples, parmi les épithéliomas pavimenteux à écarter, les cas 2, 3, 6 et 7 d'Erdheim 1904, les cas de Bernheim et Harter (1908), Mackay et Bruce, Schnitzler, Stewart (1899), Strada (1911), le deuxième cas de Bregmann et Steinhaus.

Nous proposons donc de décrire sous le nom de tumeurs du corps pituitaire : 1° les néoplasies infiltrant l'organe ; 2° les hypophysomégalies susceptibles d'exercer sur les organes de voisinage une compression ou une altération, et affectant une marche lente ou relativement lente. Il y a lieu d'envisager dans un groupe à part, les quelques cas connus de tumeur limitée à la tige pituitaire.

III

Anatomie pathologique

❧ ❧ ❧

On trouve au milieu de la pituitaire comme dans tous les tissus, des tumeurs primitives et des tumeurs secondaires.

Tumeurs secondaires

Les tumeurs secondaires sont la conséquence de métastases ou de propagation immédiate.

Les tumeurs métastatiques sont rares. On en a vu à la suite du cancer du sein (Boyce et Beadles, Thoinot et Delamarre), de l'estomac (Shuster), du rectum (Heusser), des tumeurs thyroïdiennes (Wolf, Lévy), d'un lymphosarcome des ganglions cervicaux (Broc).

Les tumeurs développées par propagation immédiate sont dues à l'extension d'une tumeur du voisinage : néoplasmes des os (sarcome du sphénoïde surtout, tel le cas de Cantonnet et Coutela, chordome, cas de Fischer), ou néoplasmes des parties molles : tumeurs des méninges, tumeurs cérébrales. Parmi celles-ci, citons en particulier les épithéliomas pavimenteux sus-hypophysaires dont nous avons parlé dans le chapitre précédent. Ces tumeurs, en continuant à progresser par en bas sont capables d'envahir l'hypophyse elle-même. Le cas 1 d'Erdheim paraît être un exemple de ce genre : la lésion s'était développée au niveau de l'infundibulum et avait envahi une partie de l'hypophyse.

Tous ces néoplasmes secondaires sont susceptibles d'exercer sur les os et les tissus mous du voisinage les mêmes altérations, la même compression que les tumeurs primitives.

Leur type histologique est évidemment celui de la tumeur qui leur a donné naissance.

Tumeurs primitives

Ces tumeurs sont de beaucoup les plus importantes.

a) Examen macroscopique de la tumeur

Leur volume et leur forme sont naturellement variables : un type fréquent est celui d'une tumeur régulière respectant plus ou moins la forme générale de la glande, c'est-à-dire restant à peu près ronde. Son volume est celui d'une cerise, d'un œuf de pigeon, d'une noix, d'une châtaigne, toutes comparaisons qui montrent bien l'aspect général de la lésion.

Mais ces masses peuvent être plus volumineuses : œuf de poule, mandarine ; elles refoulent alors les organes de voisinage.

Enfin, il existe des cas, dans lesquels la tumeur pousse des prolongements en divers sens, surtout dans le cerveau, elle pénètre dans le troisième ventricule, dans les ventricules latéraux ; elle peut s'étaler depuis les lobes frontaux en avant jusqu'à la protubérance et au bulbe en arrière. Que l'on se rappelle en particulier l'épithélioma glandulaire observé par Launois et Roy chez un géant acromégalique : la masse, pénétrant par la scissure inter-hémisphérique, s'enfonçait dans un des ventricules latéraux à une profondeur de 5 centimètres, et en remplissait la cavité.

Il arrive même que la lésion, perdant dans sa portion cérébrale toute limite précise, infiltre le cerveau d'une manière diffuse. Ainsi en était-il du cas 4 d'Erdheim (épithélioma pavimenteux) : la tumeur issue de la pituitaire envahissait une grande partie des deux lobes frontaux. De même le néoplasme de l'acromégale de Lecène et Roussy (épithélioma glandulaire) n'avait pas de capsule d'enveloppe et se continuait jusqu'au bec du corps calleux.

Inversement, il peut exister de petites tumeurs, de petits adénomes par exemple, — il n'est pas rare d'en rencontrer de semblables chez le vieillard (Erdheim) — qui ne modifient pas ou ne modifient que peu le volume de la glande.

On se rappellera que le poids moyen d'une pituitaire normale oscille entre 0 gr. 30 et 0 gr. 60, soit en moyenne 0 gr. 50. Or, dans le cas de tumeur, le poids s'élève à quelques grammes : 2 à 12 grammes par exemple. Il a pu être de 30 grammes. Dans le cas de Lecène et Roussy, Lecène l'estime à plus de 25 grammes. Vigouroux et Laignel-Lavastine ont observé un cas de tumeur glandulaire envahissante qui pesait 190 grammes.

Tant que la tumeur conserve un volume moyen, elle reste dans la selle turcique, qu'elle agrandit, et elle garde sa forme arrondie.

Quand son volume augmente, c'est par en haut qu'elle se développe ; on peut lui envisager deux portions : une portion intrasellaire, située dans la selle turcique, et une portion extrasellaire, qui déborde la selle turcique.

Quand elle gagne le cerveau, il n'est pas rare qu'elle affecte plus ou moins une forme en haltère comprenant une portion élargie supérieure, qui va se loger dans un ventricule, une portion élargie inférieure qui est la pituitaire dégénérée, et une portion moins large intermédiaire qui est la tige pituitaire augmentée de volume.

Ces tumeurs sont solides ou liquides. Solides, tantôt elles ont une consistance ferme et un aspect rappelant celui de la glande normale, tantôt elles sont molles, gélatineuses ; elles peuvent être le siège de petites hémorragies. Liquides, ce sont des tumeurs kystiques, constituées par un grand kyste ou par plusieurs kystes. Nous verrons que les épithéliomas pavimenteux sont fréquemment kystiques. Il

n'est pas rare que la paroi se rompe pendant l'extraction
du néoplasme : le liquide contenu est souvent couleur
chocolat, conséquence d'hémorragies intra-kystiques anciennes, dont la fréquence doit être cherchée dans la richesse
vasculaire de l'organe et de la tumeur. Mais le liquide peut
être clair, ou louche, contenir une substance gélatiniforme.

A la section, on peut trouver un aspect analogue à celui
de la surface ; fréquemment, la coupe d'une tumeur solide
ouvre quelques petits kystes ; enfin, elle peut montrer que
le centre de la tumeur offre une consistance et un aspect
particuliers (ramollissement et dégénérescence centraux).
On y trouve parfois des grains calcaires.

Il n'existe d'ordinaire pas de noyaux aberrants au voisinage de la lésion. A titre exceptionnel, signalons le cas 1 de
Bregmann et Steinhaus, dans lequel se trouvaient de petits
nodules cancéreux et calcaires, disséminés dans la partie
adjacente de la pie-mère.

De même, les tumeurs malignes de l'hypophyse ne donnent pas lieu à des métastases. Elles restent purement
locales. Nous citerons aussi, comme exceptions à cette règle,
une métastase dans le cervelet (Smoler, tumeur glandulaire), une dans le lobe occipital (Stolpe, tumeur glandulaire), une dans la langue (Brunns), un sujet de Cagnetto ;
ce dernier malade, un acromégalique (épithélioma glandulaire), avait des nodules métastatiques le long de la moelle
sous la pie-mère et sur les fibres de la queue de cheval ;
il est bon de se méfier d'associations morbides susceptibles
de faire croire à tort à des métastases et l'on pratiquera
l'examen histologique des foyers en apparence secondaires ;
dans un cas de Strada, des nodules pathologiques du crâne
et de la dure-mère étaient de nature tuberculeuse et non de
nature néoplasique.

b) Lésions des tissus et organes voisins

D'une façon générale, ces néoplasmes adhèrent peu,
envahissent peu (sauf en ce qui concerne les formes très

malignes). Mais ils compriment les parties molles et usent le squelette.

La selle turcique subit les premiers effets de l'hypophysomégalie, aussi est-elle le siège de déformations destinées à l'agrandir et paraissant liées à un processus d'ostéite raréfiante comme on en observe dans certains cas en pathologie, en particulier au voisinage des anévrismes. Deux formes peuvent se rencontrer :

1º Agrandissement de la selle turcique, sans élargissement notable de son orifice supérieur : c'est le type 1 d'Erdheim. Il répondrait d'après cet auteur aux cas où la tumeur reste intrasellaire. Le plancher osseux perd sa forme et se creuse, les parois antérieures et postérieures sont repoussées.

2º Non seulement la selle turcique est agrandie, mais encore son orifice supérieur est élargi, par suite de la disparition ou de l'atrophie des apophyses clinoïdes antérieures et surtout des apophyses clinoïdes postérieures ; à cela se joint souvent l'amincissement, la disparition en totalité ou en partie de la lame quadrilatère. C'est le type 3 d'Erdheim, la selle turcique en forme de bénitier suivant l'expression de M. Launois.

Rappelons que les dimensions de la selle turcique qui sont normalement de 10 à 15 millimètres pour le diamètre antéro-postérieur, de 10 à 12 millimètres pour le diamètre transverse, peuvent atteindre les chiffres de 30 millimètres pour le premier, de 40 millimètres pour le second.

Le plancher osseux est souvent aminci ; il peut être complètement perforé, la tumeur vient alors faire saillie sous la muqueuse du pharynx dans le rhino-pharynx (cas 5 d'Erdheim, Sommer).

Le sinus caverneux peut être refoulé et comprimé. Il est habituel qu'il ne soit pas envahi par la tumeur. Pourtant la chose est possible, elle était réalisée dans le cas de Lecène et Roussy : la tumeur, ayant envahi un sinus caverneux, entourait la carotide.

La compression des bandelettes optiques, du chiasma et des nerfs optiques est un des effets les plus fréquents des néoplasmes pituitaires. Elle aboutit à l'aplatissement, à l'atrophie, à l'aspect rubanné des segments intéressés.

D'ailleurs, toutes les parties voisines sont susceptibles d'être comprimées : lobe frontal, lobe temporal, voies olfactives, nerfs auditif et facial, nerfs moteurs oculaires de l'œil, V^e paire, pédoncules, protubérance (Zollner, cas 1 de Bregmann et Steinhaus), bulbe (Erdheim), cervelet même (Vigouroux et Laignel-Lavastine). Nous ne revenons pas sur la pénétration dans les ventricules, et les lésions consécutives, compression et parfois infiltration du trigone, etc...

On peut observer de la dilatation des ventricules.

c) Examen microscopique de la tumeur

Le microscope permet de constater que les lésions qu'on décrit comme tumeurs du corps pituitaire, ne répondent pas à un type unique. Mais, en dehors de quelques altérations comme la syphilis et la tuberculose, la plus grande difficulté règne pour la classification de ces tumeurs. Aussi les statistiques ne sont-elles pas toujours utilisables. Par exemple, la statistique de Paulesco, en ce qui concerne l'acromégalie, donne une proportion de sarcomes supérieure à celle des épithéliomes : les sarcomes représenteraient les 3/4 des cas, les tumeurs épithéliales le 1/4, les autres tumeurs étant beaucoup plus rares. La tendance actuelle est de considérer au contraire les tumeurs épithéliales comme les plus fréquentes. Il est évident que les cas décrits depuis quelques années appartiennent pour la plupart à la classe des tumeurs épithéliales.

Nous décrirons : 1° les tumeurs épithéliales, et nous envisagerons rapidement ensuite 2° les tumeurs non-épithéliales (sarcomes, kystes, tumeurs rares) ; 3° les tumeurs spécifiques (tuberculose et syphilis).

LES TUMEURS ÉPITHÉLIALES. — Bien que l'état actuel de nos connaissances sur les tumeurs épithéliales de l'hypophyse laisse dans l'obscurité ou dans l'incertitude bien des points de leur structure histologique, il nous semble utile d'en tenter une description, ne serait-ce qu'à titre provisoire. Notre essai s'appuiera sur l'examen d'un certain nombre de tumeurs hypophysaires que nous avons pu faire grâce à l'obligeance de MM. Cestan et Halberstadt, Roussy, Alquier, Cléret qui ont bien voulu nous communiquer leurs préparations, sur l'étude d'un cas personnel et enfin sur la lecture de nombreux faits analogues.

Les tumeurs épithéliales paraissent être de beaucoup les plus fréquentes des tumeurs de l'hypophyse. Elles appartiennent à deux types : *l'épithélioma pavimenteux* et *les tumeurs du type glandulaire.*

1º *L'épithélioma pavimenteux.* — Ce nom, qu'ont proposé Bregmann et Steinhaus est préférable à celui de tumeurs du conduit hypophysaire (Hypophysenganggeschwülste), sous lequel Erdheim a décrit ces formations. Nous avons vu que la plupart des Hypophysenganggeschwülste devaient être retranchées, suivant nous, du groupe des tumeurs de l'hypophyse ; cette élimination faite, il reste un certain nombre de cas, dans lesquels le néoplasme envahit l'hypophyse et affecte ce type anatomo-pathologique. C'est ainsi que nous considérons les cas 4 et 5 d'Erdheim, le cas 1 de Bregmann et Steinhaus. Leur nombre paraît fort restreint ; elles ont une prédilection pour les sujets jeunes (21 ans, 33 ans, 48 ans, dans les trois observations mentionnées ci-dessus).

Elles contiennent fréquemment des cavités kystiques (kystes ou pseudo-kystes). Il peut s'agir d'un grand kyste monoloculaire, comme dans le cas 5 d'Erdheim, kyste qui mesurait 6 centimètres de diamètre antéro-postérieur, ou de kystes petits et multiples.

Elles ont tendance à progresser vers le cerveau, dans la région du troisième ventricule.

Au point de vue microscopique, une première particularité frappe l'attention : la néoplasie ne contient aucune des cellules normales du lobe antérieur de l'hypophyse, aucun élément rappelant plus ou moins ces cellules.

Second caractère : ces tumeurs sont constituées par des îlots de cellules, affectant différents groupements, mais rappelant dans leur ensemble l'épithélium pavimenteux et les épithéliomas à globes épidermiques (sans toutefois s'identifier avec ceux-ci). La tumeur est composée essentiellement d'îlots cellulaires séparés par du tissu conjonctif ; ces îlots cellulaires sont constitués par une bordure de cellules périphériques et un amas de cellules centrales. Les cellules périphériques sont des cellules épithéliales hautes, cylindriques, pourvues d'un noyau oval fortement coloré et séparées du tissu conjonctif par une membrane propre ; les cellules centrales paraissent plus larges, sont polygonales, ont un protoplasme large, des noyaux plus clairs, souvent ronds ; enfin ces cellules centrales sont dentelées, comme les cellules du corps muqueux de Malpighi, ce caractère peut d'ailleurs faire défaut dans ces îlots (cas I de Bregmann et Steinhaus).

Cette constitution simple se complique par la production de trois altérations.

Il est habituel, au niveau des îlots larges notamment, que le centre de la zône centrale subisse une transformation rappelant le type adamantin : par suite d'une hydropisie intracellulaire, les cellules, très distantes les unes des autres, prennent un aspect étoilé : noyau petit, ratatiné, irrégulier, protoplasme mince qui émet des prolongements, anastomosant les cellules entre elles ; il en résulte un aspect plus ou moins réticulé.

Un degré de plus, et le centre devient occupé en tout ou en partie par une collection liquide : un pseudo-kyste, petit ou grand, s'est formé.

Un autre mécanisme peut présider à la formation de cavités pseudo-kystiques : il arrive que des formations papilliformes se développent à l'intérieur de la tumeur (axe conjonctif recouvert sur son pourtour de tissu épithéliomateux). Que la liquéfaction de ce stroma s'effectue (conséquence probable d'une nutrition insuffisante), une cavité remplie de liquide se sera produite. Semblables cavités auront pour paroi la couche épithéliale cylindrique que nous avons vue tout à l'heure limiter les îlots cellulaires du côté du stroma. Elles affectent donc, par cette présence, une ressemblance avec des cavités glandulaires, avec des cavités limitées par un épithélium secrétant. Un signe évitera la confusion : la persistance, à la face interne du pseudo-kyste, de la membrane-basale, parfois détachée et flottante dans la lumière de la cavité.

Enfin, une autre formation attire l'attention : on voit de place en place des amas arrondis, formés de cellules épithéliales aplaties, incurvées, concentriques et rappelant les globes épidermiques des épithéliomas cutanés. Le noyau des cellules ne prend plus ou prend mal la coloration. Mais on ne trouve, au dire d'Erdheim, jamais de kératohyaline ou de kératine dans ces éléments. Il n'y a donc pas de kératinisation, pas d'éléments cornés.

Les concrétions calcaires ne sont pas rares dans ces tumeurs, mais il y a plus, elles peuvent contenir du tissu osseux.

Ces tumeurs rappellent, par certains caractères, les épithéliomas pavimenteux de la peau à globes épidermiques, les épithéliomes adamantins, les tumeurs mixtes, les cholestéatomes.

Elles se différencient des premières en particulier par l'absence de kératinisation (Erdheim), l'absence de kératohyaline, l'ordination et l'évolution des cellules qui composent les îlots cellulaires.

Elles se rapprochent beaucoup des adamantinomes ou épithéliomas adamantins, par les caractères de ces îlots : couche cellulaire périphérique cylindrique, images au centre de cellules étoilées semblables aux cellules de la pulpe de l'émail. Cette analogie se comprend aisément, si l'on se rappelle que les adamantinomes sont développés aux dépens des débris paradentaires, tissu d'origine ectodermique.

Enfin, l'analogie avec les tumeurs mixtes ressort de la coexistence possible de tissu osseux. Benda (1904) les place dans le même groupe que les dermoïdes, épidermoïdes, tératomes et les cholestéatomes. Erdheim au contraire sépare complètement ces divers groupes de tumeurs.

Aux dépens de quels éléments se développent les épithéliomas pavimenteux de l'hypophyse ? Suivant l'opinion d'Erdheim, leur origine devrait être les îlots d'épithélium pavimenteux qu'il a trouvés chez les sujets normaux à la face supérieure du lobe antérieur de la glande et qu'il considère comme des vestiges du pédicule ectodermique pharyngo-hypophysaire. On pourrait tout aussi bien, à notre avis, incriminer les formations ectodermiques, les globes épidermiques, trouvées par M. Launois dans la région interlobaire. Enfin, nous nous demandons si l'on ne pourrait pas concevoir une troisième origine possible, les cellules épendymaires du lobe postérieur de l'hypophyse : l'analogie de ces tumeurs avec les épithéliomas primitifs du cerveau, dont l'origine épendymaire est actuellement la plus admise, autorise semblable hypothèse ; cette hypothèse se trouve fortifiée par un travail récent de Hart sur la naissance des épithéliomas cérébraux non seulement aux dépens des cellules épendymaires qui tapissent la paroi des ventricules, mais aussi aux dépens des cellules épendymaires qui sont incluses dans la profondeur du tissu cérébral ; enfin, l'existence même de cellules épendymaires dans le lobe postérieur de l'hypophyse, admise par Caselli, par Gentès (Soc. de Biolog. 1903) vient donner à cette interprétation une grande vraisemblance. Si elle se confirmait, on pourrait opposer au point de vue de l'histogénèse, les deux types de tumeurs épithéliales de l'hypophyse proprement dites, comme s'opposent les deux lobes mêmes de l'organe : les tumeurs pavimenteuses, originaires des cellules épendymaires du lobe postérieur, — et les tumeurs glandulaires, originaires des cellules glandulaires du lobe antérieur.

2° *Les tumeurs glandulaires.* — Nous groupons sous ce nom toutes les tumeurs épithéliales de l'hypophyse qui sont constituées par des cellules du lobe antérieur, que celles-ci soient normales ou plus ou moins modifiées. Ce fut le mérite de Benda de montrer, grâce à la coloration spécifique des granulations protoplasmiques, l'existence de cellules chromophiles dans des tumeurs composées en apparence de cellules rondes embryonnaires et qu'on regardait comme des sarcomes, des angio-sarcomes, des lymphomes, des périthéliomes, des endothéliomes. C'est ainsi que dans un cas, publié antérieurement par Mendel comme sarcome, Benda put rectifier le diagnostic et reconnaître une tumeur épithéliale de nature glandulaire. Cela montre bien la nécessité absolue de recourir aux méthodes de coloration spéciale, destinées à mettre en évidence les granulations protoplasmiques des cellules hypophysaires. Tout diagnostic de tumeur non-épithéliale de la glande est incertain, si ces recherches n'ont pas été pratiquées.

Une conséquence de cette découverte a été de diminuer considérablement le nombre des observations de cancers conjonctifs publiées ultérieurement, tandis que le groupe des tumeurs glandulaires s'agrandissait peu à peu.

Aussi, à l'heure actuelle, parmi toutes les tumeurs de l'hypophyse, les tumeurs glandulaires nous apparaissent-elles comme étant de beaucoup les plus nombreuses.

Leur connaissance est encore très imparfaite, malgré les travaux de Benda, Loewenstein, Erdheim et les nombreuses observations publiées ; elle est un des points les plus incertains, les moins connus de l'histoire des tumeurs pituitaires.

Il nous semble que trois grands caractères dominent la structure de ces lésions : a) tendance à l'unification du type cellulaire ; b) raréfaction ou disparition du tissu conjonctif intertubulaire ; c) conséquence du caractère précédent, diminution ou disparition de la disposition tubulée et tendance à la constitution de nappes cellulaires, soit dans toute l'étendue de la tumeur, soit par places seulement. Aucun de ces caractères n'est constant, c'est le troisième qui est le moins fréquent.

L'étude de ces tumeurs portera sur deux points principaux : la disposition générale, et le type cellulaire ; elle visera en outre quelques autres particularités.

a) *Disposition générale.* — L'architecture générale de ces néoplasies n'est pas toujours semblable ; elle répond à deux ou trois types.

Dans un premier type (*tumeur glandulaire en nappe*), les cellules qui constituent la néoplasie forment dans toute ou presque toute l'étendue de la tumeur une nappe diffuse, sans septa conjonctifs visibles (cas de Launois et Cléret par exemple). Seuls les vaisseaux, nombreux, sont visibles au sein de cette masse cellulaire. Les cellules sont pressées les unes contre les autres, parfois elles se groupent en petits tas, petits amas, un peu distants les une des autres, mais toujours sans tissu conjonctif visible, autre que celui qui entoure les vaisseaux et de rares fibres de ci de là (cas de Cestan et Halberstadt). A la limite de la tumeur, peut apparaître sur une zône étroite la disposition alvéolaire. A ce premier type appartiennent en particulier, outre les deux cas cités, les cas de Cagnetto (cas 1,1907), Parhon et Golstein, Loewenstein (cas 2), les deux adénomes basophiles d'Erdheim, la partie cérébrale de la tumeur de Launois et Roy (1905).

Dans un second type (*tumeur glandulaire alvéolaire*), la néoplasie est composée de cellules groupées en cordons séparés les uns des autres par des septa conjonctifs ; elle a conservé, en un mot, la constitution alvéolaire du tissu primitif. Il est habituel que les septa soient minces, beaucoup plus fins qu'à l'état normal, et que les cellules soient nombreuses remplissant les alvéoles et pressées les unes contre les autres. A ce type ressortissent les cas de : Alquier et Schmiergeld (premier cas), Loewenstein (premier cas), Presbéanu, Lewis (1905), Creuzfeld, etc.

Tels sont les deux types principaux.

Mais il est possible de voir la combinaison de ces deux types, sous la forme d'une lésion qui réalise en proportion importante la réunion de lésions en nappe et de lésions alvéolaires : une grande étendue de la lésion présente l'aspect alvéolaire, mais vers le centre l'aspect devient celui de la tumeur en nappe. Il semble qu'à la limite entre ces deux zônes les alvéoles deviennent déhiscents et laissent s'échapper les cellules sur un large espace. C'est là le caractère d'un troisième type architectural, *le type mixte*. Tel est le cas par exemple, d'une observation de Cagnetto (1907), d'Erdheim (1910). Les cas de Launois et Roy (1903), de Strada sont alvéolaires dans la portion intrasellaire et en nappe dans la portion extrasellaire.

Signalons un aspect papillaire qui n'est qu'une variété des précédentes, surtout de la première ou de la troisième : il arrive que les cellules de la tumeur placées au contact d'un vaisseau prennent une forme cylindrique et se disposent en une couche périvasculaire comme le ferait un épithélium cylindrique périvasculaire (Erdheim, Cagnetto, Strada, etc.). De telles images, quand elles sont nombreuses, feraient penser à un périthéliome si la nature des cellules et un examen plus complet ne venaient rectifier cette première impression.

b) Le type cellulaire. — Conformément à l'une des règles que nous avons énoncées au début de cette description, il est habituel que la majorité, parfois la totalité, des cellules constituantes de la tumeur appartiennent à un même type cellulaire. Ce type reproduit en général assez exactement une des trois formes cellulaires de l'hypophyse normale. Il existe donc des tumeurs glandulaires à prédominance de cellules éosinophiles, d'autres à prédominance de basophiles, d'autres à prédominance de chromophobes. On peut rencontrer enfin dans ces tumeurs quelques éléments anormaux et d'autres particularités dont nous dirons quelques mots.

Les tumeurs à prédominance de cellules éosinophiles sont les plus nombreuses. On peut citer au hasard les observations de Tamburini, Benda (ses deux premiers cas), Zak, Alquier et Schmiergeld (premier cas), Presbeanu, Marinesco et Minea, Cagnetto (1907, 3e cas), Erdheim (1903, 1904 2e cas, 1909, 1910).

Ce type affecte en général une architecture alvéolaire (Zak, Alquier et Schmiergeld, Presbeanu, Cagnetto). Toutefois, il peut se trouver aussi dans le type architectural mixte (Erdheim 1910). Il semble enfin qu'il ait existé dans la portion en nappe de la tumeur de Launois et Roy.

Les tumeurs à prédominance de cellules chromophobes sont assez nombreuses (observations de Carbone, Modena, Lecène et Roussy, Strada, Krumbharr, Cagnetto 1907 premier cas, Parhon et Golstein, les petits adénomes de Loewenstein). Les cellules qui les constituent sont en général petites, possèdent un noyau qui se colore fortement et un protoplasme souvent peu large. Ce protoplasme est vaguement teinté, par l'hématéine-éosine, sans élection bien marquée pour l'un ou l'autre colorant, il ne contient pas de granulations. Dans certains cas, la tumeur est composée de chromophobes à l'exclusion de tout autre élément (Carbone, Modena, Lecène et Roussy).

Ce type répond à un certain nombre de tumeurs en nappe (Cagnetto 1907 premier cas, Parhon et Golstein). On l'a vu dans une tumeur à type architectural mixte (Strada), enfin dans des tumeurs alvéolaires (les petits adénomes de Loewenstein).

Restent *les tumeurs à cellules basophiles*, qu'Erdheim a décrites en 1910 sous le nom d'adénomes basophiles. Elles sont rares. Les deux cas rapportés par cet auteur étaient des tumeurs petites et bénignes, et chose curieuse l'un d'eux coïncidait avec un adénome éosinophile développé chez le même sujet, un acromégalique. Outre ces cas, on peut rappeler que l'hypophyse scléreuse du géant acromégalique d'Huchard et Launois contenait un nombre prédominant d'éléments basophiles. Les deux observations d'Erdheim répondaient au type en nappe.

Mais, en outre du type cellulaire prédominant et des autres types normaux s'ils existent, on peut voir dans certaines tumeurs des cellules anormales, atypiques. Il est habituel que celles-ci restent en petit nombre, et qu'on les trouve dans les formes en nappe ou dans les formes qui pénètrent dans les organes du voisinage (cas 4 de Benda, Cagnetto 1904 et 1907, Launois et Cléret, Launois et Roy). Ce sont des cellules à noyaux multiples, contenant jusqu'à sept noyaux (Launois et Roy), des cellules volumineuses, des cellules à noyaux géants, multilobés, enfin des cellules de forme irrégulière (forme étirée, cas de Launois et Roy).

C'est une règle qu'on ne trouve pas de kariokinèse dans les tumeurs glandulaires de l'hypophyse. Toutefois, Lewis en a décrit dans une tumeur d'acromégalie, et Launois et Roy interprètent comme figures mitosiques les cellules à noyaux géants qu'ils trouvent dans leur tumeur.

c) En dehors de la disposition générale et du type cellulaire, il est *d'autres particularités* qui méritent une mention.

Ces néoplasies sont très vasculaires, comme le parenchyme lui-même d'ailleurs ; les vaisseaux sont souvent congestionnés, bourrés de globules rouges. Il est fréquent de constater des foyers hémorragiques ou des amas pigmentaires, vestiges d'anciennes hémorragies.

On peut voir des formations kystiques. Dans le cas de Cestan et Halberstadt existaient de nombreuses formations kystiques, les unes au milieu des amas cellulaires, les autres, et c'étaient la plupart, périvasculaires ; les premières étaient peut-être dues à la désintégration des cellules ; les secondes étaient liées à la présence d'un exsudat périvasculaire repoussant peu à peu les cellules néoplasiques.

Quand il subsiste une partie du parenchyme normal, les limites de la tumeur, de ce côté, sont intéressantes à envisager. On a d'ordinaire l'impression, en certains endroits, que les cellules de la tumeur continuent les cordons cellulaires du parenchyme normal.

Dans bien des cas, la néoplasie est entourée sur une partie de son étendue tout au moins par une sorte d'enveloppe constituée par les alvéoles normaux voisins : ceux-ci, aplatis et allongés, atrophiés même par compression, sont disposés parallèlement à la surface de la tumeur et lui forment comme un manteau (Loewenstein).

Il arrive que la distinction soit malaisée dans ces régions, entre les cellules du parenchyme et les cellules du néoplasme, d'autant que toutes deux peuvent se trouver mélangées dans les mêmes alvéoles, même dans le cas de tumeur bénigne (Loewenstein, Erdheim). Erdheim indique un moyen de différenciation, tiré de la richesse en graisse de ces divers éléments : alors que les cellules normales sont riches en graisse, les cellules néoplasiques de ces tumeurs sont privées de cette substance ou n'en contiennent que de faibles quantités.

d) Les tumeurs glandulaires de l'hypophyse, que nous venons d'étudier, *quel nom* convient-il de leur donner ? Hypertrophie, hyperplasie, adénome, strume, adéno-carcinome, épithéliome, carcinome, tels sont les noms sous lesquels elles sont couramment désignées. D'abord sont-elles toutes des tumeurs au sens histologique du mot ? En second lieu, si elles sont des tumeurs sont-elles des tumeurs bénignes ou des tumeurs malignes, ou plus exactement quelles sont celles qui sont bénignes, quelles sont celles qui sont malignes ?

Sont-elles toutes des tumeurs ? Certaines d'entre elles ne sont-elles pas des formes histologiques d'inflammation ou d'hypertrophie par hyperfonctionnement ? La réponse paraît aisée en ce qui concerne les tumeurs glandulaires en nappe et celles qui poussent des prolongements dans les tissus voisins, pour toutes celles en un mot qui présentent quelque caractère de malignité : ce sont bien là des tumeurs. Mais les formes alvéolaires, limitées à la glande, dépourvues de toute marque de malignité, qu'il s'agisse de ces petits adénomes qui sont fréquents à partir de 40 ans (Loewenstein, Erdheim), ou de productions plus volumineuses, leur nature néoplasique ou non-néoplasique est plus discutable. Sont-elles de simples hypertrophies, des hyperplasies (inflammations) ou des adénomes (tumeurs) ?

On sait en effet que l'inflammation et l'hyperfonctionnement sont capables, comme nous l'avons rappelé en un autre endroit (v. p. 8), de déterminer des hypertrophies de l'organe, avec images histologiques d'hyperplasie. D'autre part, les figures réalisées par les types de tumeurs que nous envisageons actuellement ressemblent si bien, en nombre de cas, aux modifications fonctionnelles ou inflammatoires de la glande, qu'on a pu les considérer comme réalisant soit le type d'hyperfonctionnement, soit le type d'hypofonctionnement : la plupart des auteurs admettent en effet qu'une augmentation du nombre de cellules éosinophiles, avec quantité abondante de sécrétion colloïde est la marque d'un fonctionnement exagéré de l'organe ; alors qu'au contraire la prédominance de cellules chromophobes et l'absence ou la faible quantité de colloïde indiquent une diminution de la fonction ; tumeurs à acidophiles et tumeurs à chromophobes peuvent donc être considérés, au point de vue histologique, comme traduisant des états fonctionnels. On sait d'ailleurs que certains auteurs ont décrit des tumeurs glandulaires sous le nom de simple hypertrophie de l'organe (Cepeda, Gauthier, Brooks, Schulze), et que Benda, qui d'ailleurs avoue n'avoir jamais observé cette variété, admet son existence et son rôle dans la production de l'acromégalie. Rappelons encore que Ballet et Laignel-Lavastine dans leur description d'une tumeur d'acromégalique, la désignent sous le nom d'hypophysite parenchymateuse hypertrophique, dénomination qui répond à la conception inflammatoire des lésions et écarte l'idée de leur nature néoplasique.

Ces faits montrent bien qu'un certain nombre de cas, étiquetés tumeurs de l'hypophyse, ne sont peut-être pas des tumeurs au sens histologique du mot, ainsi que nous le disions dans un chapitre antérieur. Est-ce à dire que tous soient dans ce cas ? Non. Les limites entre l'inflammation et la néoplasie sont difficiles à établir dans bien des organes. Métrite du col et début de cancer ne sont pas des diagnostics histologiques toujours faciles. On conçoit que les difficultés soient singulièrement grandes dans le cas particulier par le fait de l'architecture presque embryonnaire de la glande : celle-ci, formée de bourgeons cellulaires pleins anastomosés, n'a qu'à multiplier ses éléments constitutifs pour prendre immédiatement des aspects de tumeur et parfois de tumeur maligne. La métatypie cellulaire même n'est pas aussi aisée à affirmer ici qu'en d'autres organes en raison de la multiplicité des formes cellulaires qui entrent dans la constitution de la glande normale. Le petit volume, l'insignifiance, la longue durée des petits adénomes séniles par exemple, doivent-ils les faire écarter du groupe des tumeurs ? Ce ne sont pas là, à notre avis, des raisons suffisantes ; il existe, au niveau de la peau et ailleurs, de petites tumeurs, chroniques et entièrement silencieuses, qui n'en sont pas moins des néoplasmes.

Il semble que l'on ait tendance à dire adénome quand il s'agit d'une tumeur assez volumineuse ou d'une production petite mais assez bien limitée, formant tissu étranger en quelque sorte au milieu du parenchyme. En réalité, à l'heure actuelle, les limites histologiques entre l'inflammation et la néoplasie sont très difficiles à établir, au niveau de la pituitaire et nous croyons qu'il faut attendre des recherches futures de nouveaux éléments pour les fixer.

La seconde question, quels sont les signes de malignité ou de bénignité de ces tumeurs, n'est pas moins délicate à résoudre. Les éléments, qu'on peut donner comme signes de malignité sont assez nombreux, mais d'inégale valeur. Le plus important est le caractère infiltrant de la tumeur, c'est-à-dire l'extension diffuse, sans limite nette, atteignant les organes voisins ; les métastases, l'atteinte des vaisseaux ont une valeur semblable, mais on sait comme elles sont rares. Les prolongements qui repoussent les organes voisins, qui pénètrent dans leur intérieur, sans les infiltrer, sont également considérés comme signes de malignité. Il en est de même, de la présence de boyaux cellulaires néoplasiques dans la capsule d'enveloppe de la glande (Loewenstein, Erdheim) ; toutefois, Alquier et Schmiergeld ont montré que ce signe ne devait être admis qu'avec réserve, car de telles figures peuvent résulter non du bourgeonnement du tissu épithélial, mais de la prolifération conjonctive avoisinante, qui isole les cordons cellulaires les plus périphériques. La disposition en nappe des cellules néoplasiques se voit surtout dans les tumeurs malignes, mais elle ne leur est pas absolument spéciale : un des petits adénomes basophiles d'Erdheim était en nappe, quoique tumeur bénigne ; il est habituel que les tumeurs alvéolaires soient bénignes.

Les kariokinèses considérées comme un élément en faveur de la malignité, sont tout à fait exceptionnelles dans ces tumeurs ; signalons que Lewis les a constatées dans une néoplasie qu'il considère comme un adénome. Plus importante est l'existence de cellules atypiques, indice de malignité.

Si nous mettons à part les cas où la tumeur est exubérante et dépasse les limites de la loge pituitaire, nous comprenons qu'en beaucoup de cas l'observateur hésite à qualifier épithélioma une néoplasie qui ne donne pas d'engorgements ganglionnaires, pas d'envahissement des vaisseaux, pas de métastases, qui ne produit pas de kariokinèses, qui, enfin, est survenue le plus souvent chez un sujet jeune et peut évoluer depuis de nombreuses années. Toutefois cette hésitation ne saurait empêcher un diagnostic histologique de cancer basé sur certains et surtout sur plusieurs des signes énumérés plus haut.

D'ailleurs bien des auteurs, rebelles à l'idée d'un cancer durant depuis de longues années, estiment que bien souvent l'épithélioma s'est greffé à une époque relativement récente sur un adénome ancien : de là les noms d'adéno-cancer, d'adéno-carcinome, si souvent employés.

TUMEURS NON - ÉPITHÉLIALES. GLIOMES. TÉRATOMES. KYSTES. — La plupart des cas de *sarcomes* qui ont été décrits sont des sarcomes à cellules rondes. Pourtant, des sarcomes à cellules fusiformes ont été rapportés (Mossé, Hansmeann, Lucien et Parisot, Rath, Caussade et Laubry, etc) ainsi que des sarcomes à cellules mixtes (Boyd).

On a décrit des *angiosarcomes*, des *fibrosarcomes* (Agostoni), un *myxosarcome*, des *périthéliomes, endothéliomes*.

Sternberg avait cru pouvoir établir que les faits d'acromégalie aiguë relevaient de sarcomes hypophysaires. Hanau, de Saint-Gall, en étudiant les préparations d'un malade atteint de ce type clinique, reconnut sous les apparences d'un sarcome une tumeur glandulaire et conclut que le diagnostic histologique des premiers cas publiés devait être à réformer.

Nous avons dit comment le nombre de toutes ces formes histologiques a diminué depuis de longues années, à la suite du rattachement aux tumeurs glandulaires des figures histologiques constatées. Il est certain que ces tumeurs glandulaires, formées souvent d'une nappe de cellules plus ou moins rondes, à protoplasme peu volumineux, semée de très nombreux vaisseaux à parois minces ou embryonnaires, siège fréquent d'hémorragies intraparenchymateuses, devait attirer l'attention sur le diagnostic de sarcome, avant qu'on sût colorer et reconnaître les granulations caractéristiques des cellules de l'hypophyse.

Néanmoins Benda lui-même admet l'existence du sarcome hypophysaire (cas d'Ingermann) et l'on continue à en publier des observations.

On a vu plus haut comment certains groupements de cellules périvasculaires pouvaient dans une tumeur glandulaire donner des figures de périthéliome. MM. Roussy et Ameuille, dans un travail récent, ont nié l'autonomie même du périthéliome, ils pensent que ce type n'a qu'une signification purement morphologique : c'est là une question encore à l'étude.

Signalons encore, mais à titre de raretés, le *psammome* (Windenburg), le *lymphadenome* (Clauss et Van der Stricht), le *fibrome* (Woods Hutchinson), le *lipome* (Weichselbaum), le *gliome* (Bury).

Les *cholestéatomes*, les *tératomes* de l'hypophyse ont été souvent décrits ; on n'oubliera pas qu'ils peuvent être sus-hypophysaires, et qu'enfin les épithéliomas pavimenteux de l'hypophyse affectent des rapports avec ces néoplasies (v. p. 21). Erdheim cite au moins un cas de tératome chez l'homme (le cas de Beck), et un cas chez le lapin (Marguliès).

Par contre, les *kystes* de l'hypophyse constituent une classe intéressante et riche d'exemples. Tous ne sont pas d'origine semblable. Il en est d'abord qui sont des productions kystiques développées au sein d'une néoplasie d'une autre nature, et nous avons cité de ces exemples au cours de notre description des tumeurs épithéliales, et particulièrement des épithéliomas pavimenteux. D'autres paraissent dus à la persistance de certaines cavités intra-hypophysaires : Benda admet qu'il puisse en naître aux dépens des restes de la cavité infundibulaire, dans le lobe postérieur ; les petits kystes du segment postérieur du lobe antérieur, vestiges de la poche hypophysaire, peuvent eux aussi et plus fréquemment sans doute, être l'origine de formations kystiques. Enfin il s'en développe primitivement dans le parenchyme du lobe antérieur. Ajoutons qu'on a pu observer le kyste hydatique (Soemmering).

TUMEURS SPÉCIFIQUES : TUBERCULOSE ET SYPHILIS. —
La *tuberculose* folliculaire est d'une grande rareté au niveau de l'hypophyse. Wagner, en 1862, a rapporté le premier cas, qui n'est d'ailleurs peut-être pas certain. Lancereaux, Boyce et Beadles, Hueter (1905), Schmidt (cité in Cagnetto, 1904), Sommer (1909), Joris (cité in Laurent) en ont observé des exemples. Enfin, récemment, MM. Haushalter et Lucien, Lucien et Parisot ont fait connaître deux cas nouveaux. Signalons en outre la thèse d'Arnould, basée sur l'étude du cas de Haushalter et Lucien.

La lésion peut être consécutive à une tuberculose du voisinage : telles les pièces du cas Sommer, où il s'agissait d'une tuberculose du sphénoïde ayant donné un abcès froid rétro-pharyngien ,et un envahissement de l'hypophyse.

Quant aux lésions folliculaires de la glande, elles n'offrent pas de particularités. Le parenchyme, complètement envahi chez certains sujets, était partiellement conservé chez d'autres.

Jamais un de ces cas ne s'est accompagné d'acromégalie. L'un d'eux (Hueter) fut observé chez une naine tuberculeuse ; deux cas s'accompagnèrent de diabète, insipide (Haushalter et Lucien) ou sucré (Lucien et Parisot). Un cas donna lieu à un abcès rétro-pharyngien (Sommer). On a observé enfin des troubles mentaux (Boyce et Bealdes, Joris).

Egalement très rare est la syphilis gommeuse de l'hypophyse. On connait les cas de Weigert, Barbacci, Sokoloff, Kufs, Stroebe, Stark, Turner, Wood, qui ne sont pas tous d'une authenticité absolue. Lucien et Parisot rapportent avoir observé un nouveau cas (in R. N. 1910).

Aucun de ces faits n'a entraîné d'acromégalie.

d) Variétés topographiques

Il serait intéressant d'envisager à part 1° les tumeurs du lobe antérieur de l'hypophyse, qui sont de beaucoup les plus importantes comme nous l'avons vu ; — 2° les tumeurs du lobe postérieur : — 3° les tumeurs de la tige pituitaire ; — 4° les tumeurs développées aux dépens de portions aberrantes de la pituitaire. Nous dirons seulement quelques mots des deux dernières variétés.

Les tumeurs de la tige pituitaire, c'est-à-dire limitées à la tige pituitaire, doivent former un groupe spécial distinct des tumeurs des deux lobes de la pituitaire. Elles sont d'ailleurs peu nombreuses. Benda signale un petit fibrome, Vigouroux et Delmas un fibrome calcifié chez un sujet atteint d'infantilisme myxœdémateux, Touche une tumeur du volume d'une châtaigne, Boyce et Beadles deux observations chez des sujets atteints de troubles mentaux, une de sarcome, une de nature indéterminée.

Une belle observation d'Erdheim (1909) nous montre *une tumeur développée manifestement aux dépens d'une portion aberrante de la pituitaire* : il s'agit d'une néoplasie à cellules éosinophiles, qui se trouvait dans l'épaisseur du sphénoïde. La pituitaire était normale. Le sujet était acromégalique. L'origine de cette tumeur est dans une inclusion intra-sphénoïdale d'une partie de l'hypophyse embryonnaire.

e) Rapports de quelques formes cliniques avec les formes anatomiques

Sans revenir sur les quelques notions données à ce sujet en ce qui concerne les tumeurs spécifiques et les tumeurs de la tige pituitaire, nous nous contenterons des quelques réflexions et statistiques suivantes :

1º Les épithéliomas pavimenteux ne s'accompagnent pas d'acromégalie ;

2º La lésion habituelle de l'acromégalie est une tumeur épithéliale glandulaire ; il semble bien qu'elle soit le plus souvent, conformément aux vues de Benda, une tumeur à prédominance d'éosinophiles, sans qu'il y ait d'ailleurs rien d'exclusif dans cette règle ;

3º La statistique suivante établie d'après un travail de Creuzfeld, publié en 1908, montre le degré de fréquence des diverses formes néoplasiques dans l'acromégalie.

Sur 60 autopsies de maladie de Marie rassemblées par l'auteur, on trouvait :

15 cas de sarcomes, ...soit 26,7 %.
contre 32 cas de tumeurs épithéliales, ...soit 53,3 %.

Les autres cas se répartissaient de la façon suivante :

Gliome du lobe postérieur.	1	cas
Tumeur métastatique d'origine thyroïdienne. . . .	1	—
Destruction par une hémorragie (Bleibtreu). . . .	1	—
Tumeur de l'hémisphère cérébral gauche	1	—
Pas de diagnostic anatomique.	4	—
Sans lésion hypophysaire ou sans lésion hypophysaire mentionnée	5	—
soit 8,9 %.		

Les 32 cas de tumeurs épithéliales étaient répartis par Creuzfeld en :

12 hyperplasies, ...soit 21,4 %.
8 strumes, ...soit 14,2 %.
12 adénomes, ...soit 21,4 %.

4º Le gigantisme, toujours d'après le même auteur, a été trouvé en rapport 11 fois avec une tumeur glandulaire, deux fois avec un sarcome ;

5º L'adiposité, le syndrome adiposo-génital peuvent se trouver dans les épithéliomas pavimenteux et dans les tumeurs glandulaires de l'hypophyse. Mais ici les statistiques données par les auteurs nous paraissent à reviser puisqu'elles renferment nombre de tumeurs sus-hypophysaires que nous écartons. Sous ces réserves, donnons, à titre d'indication, le résumé des tableaux de Strada (1911). Sur 31 cas d'adiposité hypophysaire, réunis par l'auteur, on compte :

10 épithéliomas pavimenteux.
7 sarcomes.
5 adénomes ou strumes (3 adénomes, 1 adeno-carcinome, 1 strume).
3 carcinomes.
1 kyste.
1 endothéliome de la dure-mère.
1 périthéliome,
1 tératome.
2 tumeurs de nature indéterminée.

Ces chiffres montrent suffisamment que l'adiposité et le syndrome adiposo-génital sont dans un très grand nombre de cas en rapport avec un épithélioma pavimenteux, que celui-ci d'ailleurs siège dans l'hypophyse même ou soit sus-hypophysaire (ce dernier cas étant le plus fréquent) ;

6º D'une façon générale, peut-on connaître quelles sont, avec leur degré de fréquence, les formes anatomiques constatées dans les tumeurs hypophysaires non accompagnées d'acromégalie ? Nous ne pouvons ici encore que fournir des statistiques renfermant des cas de tumeurs sus-hypophysaires et par suite destinées, suivant nous, à être revisées : ce sont les statistiques de Creuzfeld (1908) et de Frankl-Hochwart (1909).

Creuzfeld, sur 55 cas de tumeurs sans acromégalie, compte :

    15 sarcomes, ...soit 27,27 %.
    18 tumeurs glandulaires, ...soit 30,9 %.
    19 épithéliomas pavimenteux, ...soit 34,54 %.
    1 métastase de tumeur thyroïdienne.
    1 tératome.
    1 lipome du lobe postérieur.

Les 18 cas de tumeurs glandulaires se répartissent en :

    5 hyperplasies, ...soit   9,09 %.
    3 strumes, ...soit   5,45 %.
    10 adénomes, ...soit 18,18 %.

Voici, pour terminer, la statistique de Frankl-Hochwart, plus récente, mais moins précise : sur 97 cas, l'auteur trouve les chiffres suivants :

    12 carcinomes (dont 7 épithéliomas pavimenteux).
    22 tumeurs glandulaires (dont 9 strumes et 13 adénomes).
    27 sarcomes (dont 1 myxosarcome, 5 angiosarcomes, 1 péri-
        théliome, 1 endothéliome).
    15 kystes (dont 3 kystes de l'infundibulum).
    3 gliomes.
    2 tératomes.
    7 tubercules.
    3 gommes.
A ajouter : 1 cas de stéatome, 1 cas de chondrome, 1 cas de fibrome, 1 cas de tumeur vasculaire indéterminée.

f)

Nous n'avons pas à faire ici l'étude des **lésions dystro-phiques,** considérées comme la conséquence des tumeurs pituitaires (lésions de l'acromégalie, de l'adiposité, etc.). Nous ne pouvons non plus décrire les altérations conco-mitantes des **diverses glandes à sécrétion interne,** malgré l'intérêt qu'elles présentent.

IV

Symptomatologie

❦ ❦ ❦

Il semblerait indispensable de faire pour la symptomatologie la division que nous avons établie pour l'anatomie pathologique en tumeurs de l'hypophyse proprement dites d'une part, et tumeurs sus ou péri-hypophysaires, d'autre part, et d'écarter de notre description les néoplasmes de ce dernier groupe, que l'on appelle encore tumeurs de la région hypophysaire. Malheureusement, le temps nous a manqué pour mener à bien cette sélection au point de vue clinique ; et force nous est de présenter une vue d'ensemble établie conformément aux idées actuellement admises, c'est-à-dire basée aussi bien sur la symptomatologie des tumeurs de la région hypophysaire que des tumeurs de l'hypophyse même.

D'ailleurs l'ampleur de notre sujet nous interdit une analyse minutieuse des différents signes et nous devons nous en tenir à l'exposé des principaux caractères.

D'une façon générale, si l'on excepte les petits adénomes latents des vieillards, les tumeurs de l'hypophyse sont rares. Les enfants et les vieillards sont peu atteints. L'âge de prédilection, du début des accidents tout au moins, s'étend de la puberté à l'âge de 30 ans. En dehors de la syphilis et de la tuberculose pour les néoplasies de même nature, de la tumeur primitive pour les néoplasies secondaires, on ne connait pas de cause de la maladie : le sexe, le traumatisme semblent sans influence.

Ces lésions donnent deux grandes classes d'accidents : des accidents mécaniques et des accidents dystrophiques, chacun d'eux comprenant plusieurs groupes de faits.

a) Les accidents mécaniques

Ces accidents peuvent être de quatre ordres : 1° des signes de compression cérébrale proprement dite ; — 2° des symptômes encéphaliques diffus, plus particuliers à ces tumeurs ; — 3° des signes naso-pharyngés ; — 4° un syndrome radiologique.

DES SIGNES DE COMPRESSION CÉRÉBRALE PROPREMENT DITE. — Ce sont ceux des tumeurs cérébrales : céphalées, vomissements, vertiges, troubles oculaires, compressions nerveuses.

La céphalée est fréquente, elle est très variable comme intensité. Parfois elle est réduite, pendant un temps plus ou moins long, à des accès d'apparence migraineuse (Bartels, Fuchs, Fr. Hochwart). Quand elle est localisée, son siège est le plus souvent frontal.

Vomissements à type cérébral et vertiges n'occupent le plus souvent qu'une place secondaire dans le tableau morbide. Les crises épileptiformes arrêteront l'attention ; elles sont presque toujours généralisées ; elles étaient localisées dans trois cas de tumeurs sans acromégalie.

Dès que la tumeur a dépassé les limites de la selle turcique, elle exerce sur les organes de voisinage une compression qui entraîne des troubles : les voies optiques inférieures (bandelettes optiques, chiasma, nerfs optiques) sont le plus vite atteintes, aussi la précocité et l'importance des troubles oculaires ont-elles été reconnues depuis longtemps.

Ajoutons que la compression des voies optiques, qui se fait ici directement par le néoplasme, contrairement à la plupart des tumeurs cérébrales où la compression s'exerce à distance, n'est pas étrangère non plus à certaines particularités de ces troubles.

Le premier signe remarqué par le malade est la baisse de la vue ; celle-ci peut n'exister d'abord que d'un côté, elle devient bientôt bilatérale en continuant à prédominer du côté le plus atteint. Elle aboutit très fréquemment à la perte complète de la vue (amaurose), soit d'un œil (dans 33 % des cas d'après Uthoff), soit des deux yeux (dans 16 % des cas). Cette amaurose est très précoce (Leber, Josefson) ; on l'a vue s'installer des deux côtés treize ans avant la mort du malade (Henneberg). Habituellement lente et progressive dans son·développement, elle peut exceptionnellement apparaître rapidement et comporter des améliorations qu'Erdheim attribue à la diminution de tension ou à la rupture d'un kyste.

Mais le symptôme le plus caractéristique est *l'hémianopsie bitemporale*. Celle-ci résulte de la compression du chiasma optique, région où s'entrecroisent comme on sait les fibres de chaque nerf optique destinées à la moitié nasale de la rétine. La compression et l'atrophie consécutive de ces fibres entraînent la perte de la moitié nasale de chaque rétine, c'est-à-dire la perte du champ visuel temporal des deux yeux. Mais cette hémianopsie temporale peut n'être qu'unilatérale. Elle n'en conserve pas moins une grande valeur.

Que la compression atteigne, non plus le chiasma, mais une bandelette optique, il en résultera une hémianopsie homonyme ; celle-ci est beaucoup moins fréquente que la précédente. MM. de Lapersonne et Cantonnet en ont rapporté un cas récemment.

Enfin on conçoit comment l'atteinte des deux bandelettes optiques ou des nerfs optiques entraîne une perte totale de la vision dans les deux yeux ou dans un seul, Et l'on comprend la possibilité d'association de ces diverses compressions et de leurs effets : une des plus habituelles est la perte complète de la vision d'un œil, avec hémianopsie temporale de l'autre œil.

Enfin il peut y avoir des rétrécissements irréguliers du champ visuel, en rapport avec l'atrophie optique.

Il existe un cas d'hémianopsie nasale d'un œil avec amaurose de l'autre, au cours de l'acromégalie. Dans l'acromégalie également on a noté le scotome central (13 fois sur 100).

Un signe que l'on a trouvé bien rarement et qui est déterminé par la compression d'une bandelette ou du chiasma est *la réaction pupillaire hémianopsique de Wernicke*. Les fibres optiques situées en avant du relai constitué par le tubercule quadrijumeau antérieur constituent la partie sensitive de l'axe reflexe ; leur destruction par lésion d'une bandelette ou du chiasma pourra donc produire la perte du réflexe lumineux dans la moitié rétinienne hémianopsique. Elle peut donc coexister avec une hémianopsie hétéronyme temporale ou avec une hémianopsie homonyme par lésion de la bandelette. Sa valeur est très grande au point de vue du diagnostic topographique. Elle a été constatée dans l'acromégalie par Lynn, Thomas, Josefson, Dupuy-Dutemps et Lejonne, et une fois en dehors de l'acromégalie (J. Galezowski).

L'examen du fond de l'œil s'impose dans tous les cas : la lésion le plus souvent observée est *l'atrophie optique*, complète ou incomplète. Si elle n'atteint au début qu'un des deux yeux, elle n'épargne pas indéfiniment l'autre œil, qui finit d'ordinaire par présenter la même altération. Le plus souvent, c'est une atrophie optique d'emblée, sans phase de névrite antérieure.

La stase papillaire est relativement rare (15 à 16 %, suivant Bartels, de Lapersonne et Cantonnet). La rareté de la stase et la fréquence de l'atrophie optique sont à opposer aux caractères des autres tumeurs cérébrales. La cause de cette exception a fait l'objet de plusieurs hypothèses, parmi lesquelles nous citerons : la compression directe par la tumeur, d'où soudure des gaînes optiques rendant impossible la pénétration du liquide et l'œdème du nerf optique (Terrien), — l'absence d'hypertension intracrânienne, conséquence du siège sous-dure-mérien et intra-osseux de la tumeur (de Lapersonne et Cantonnet).

On peut voir enfin de petites hémorragies rétiniennes (Bailey).

L'exophtalmie a été rencontrée dans l'acromégalie et en dehors de l'acromégalie. Scalincie, qui l'a étudiée dans l'acromégalie, dit qu'on la rencontre dans 1/10 des cas. Elle est bilatérale, non pulsatile, définitive et variable ; elle s'expliquerait, d'après cet auteur, moins par une compression du sinus caverneux que par une altération primitive ou secondaire du sympathique cervical.

On a noté dans quelques cas des troubles du goût, de l'odorat, de l'ouïe.

Il n'y a pas que les voies sensorielles qui puissent être comprimées par le néoplasme, quand celui-ci s'étend.

Les nerfs moteurs oculaires, rarement atteints dans l'acromégalie (10 fois sur 174 cas d'après Hertel), sont plus fréquemment paralysés dans les tumeurs non accompagnées d'acromégalie (29 % d'après de Lapersonne et Cantonnet) : il en résulte du ptosis, du stasbime, etc. Dans un cas, une paralysie récidivante de la troisième paire prit l'aspect de la migraine ophtalmoplégique.

Il n'est pas fréquent d'observer la compression du trijumeau ou de ses racines ; elle peut entraîner des douleurs très vives dans la face, dans l'orbite, de l'anesthésie du visage (Brunns, Bassoe, Soca), de la kératite neuro-paralytique (Hirsch, Grunwald), une paralysie du masseter.

Rare également est la paralysie faciale, la paralysie avec atrophie de la langue.

De même c'est bien rarement et toujours tardivement, que le néoplasme arrive au contact du pédoncule, de la protubérance, même du bulbe, et détermine des hémiplégies, des quadriplégies.

Symptomes encéphaliques diffus. — Dans ce groupe nous rangeons le sommeil pathologique, les troubles mentaux, les diabètes, l'accélération du pouls et les anomalies thermiques.

La *narcolepsie* n'a jamais été observée dans l'acromégalie contrairement à l'opinion de Salmon (Lhermitte). Mais elle est assez fréquente dans les tumeurs hypophysaires sans acromégalie. Soca, Mensinga, Parhon et Golstein, Bregmann et Steinhaus en ont publié des exemples, Fr. Hochwart en a vu quatre personnels. Il dit en avoir trouvé mention dans la littérature dans un quart des cas. Le plus souvent il s'agit d'un sommeil de longue durée, à début subit ou rapide. La malade de Parhon et Golstein s'endormait au cours de son travail, une fois elle s'endormit pendant qu'étendue sous un lit elle nettoyait le plancher. Plus rarement le sommeil est plus long, il peut durer des semaines, des mois, on réveille le malade pour le faire manger. Tel était le sujet de Soca. Wolf a observé du sommeil pathologique chez un cheval atteint de sarcome de l'hypophyse. On sait que ce symptôme peut se trouver dans des tumeurs cérébrales d'un autre siège (hémisphères, cervelet, épiphyse, etc.).

Les *troubles mentaux* s'observent avec une grande fréquence dans les tumeurs de l'hypophyse : sur 775 cas de tumeurs cérébrales avec troubles mentaux, Schuster a trouvé 61 tumeurs de l'hypophyse : cette proportion met ces néoplasmes au troisième rang des tumeurs cérébrales susceptibles de déterminer des troubles mentaux ; ils viennent après le lobe frontal et le cervelet. Boyce et Beadles, sur 3.000 autopsies d'aliénés, ont observé 20 cas de tumeurs cérébrales, dont 6 tumeurs hypophysaires. C'est dans les tumeurs avec acromégalie ou gigantisme qu'on les rencontre. Sur les 61 cas de Schuster, 12 fois seulement la néoplasie s'accompagnait d'acromégalie ; les 49 autres néoplasmes provenaient de sujets non acromégaliques. On doit distinguer l'état mental habituel, et les psychoses surajoutées. L'état mental habituel est le plus souvent l'indifférence, l'apathie, la tristesse (Brunet, Dupré, Sainton, Laignel-Lavastine). Dans le gigantisme, à l'indolence, à la débilité mentale se joignent la susceptibilité, l'émotivité, la tendance au mensonge, la vantardise.

Les syndromes épisodiques, la démence n'offrent pas de caractères spéciaux : manie, hypochondrie, idées de persécution, hallucination, démence. Le malade de Cestan et Halberstadt, par exemple, avait été pris pour un alcoolique chronique avec périodes d'agitation, affaiblissement intellectuel, hallucinations.

Les *diabètes* sucrés ou insipides, sont manifestement fréquents. Ce qu'on voit surtout dans l'acromégalie et le gigantisme, c'est le diabète sucré ; il est parfois intermittent ; il peut provoquer une élimination énorme de sucre (plus d'un kilog par jour dans un cas de Widal). Launois et Roy ont groupé 16 cas d'acromégalie accompagnés de glycosurie. Dans les tumeurs sans acromégalie au contraire, la glycosurie est rare (2 cas seulement dans la statistique de Frankl-Hochwart), alors que la polyurie simple est plus fréquente (7 %). La boulimie, l'albuminurie ont pu être notées.

L'accélération du pouls (Engel, Rosenhaupt, Infeld, Bartels), et l'abaissement permanent de température, de 33° à 36° (Bartels, Petrina, Goltz, Erdheim) sont des symptômes curieux et rares, observés dans des tumeurs sans acromégalie. L'élévation de température (à 38° le plus souvent), se rencontrerait dans cette variété de néoplasmes, dans 1/5 des cas d'après Frankl-Hochwart.

SIGNES NASO-PHARYNGÉS. — Il est exceptionnel que la néoplasie, perforant ou repoussant le sphénoïde, arrive à former une tumeur dans le pharynx ou dans le naso-pharynx : toutefois le fait a été observé (Sommer, Erdheim), et l'examen de ces régions s'impose toujours.

Gutsche, Bregmann, Boyd observèrent l'écoulement de liquide céphalorachidien par le nez.

SYNDROME RADIOLOGIQUE. — L'exploration aux rayons X de la selle turcique et du crâne est des plus importantes. Elle montre deux choses : l'élargissement de la selle turcique, et l'usure des apophyses clinoïdes et de la lame quadrilatère.

L'élargissement de la selle turcique, pour si intéressant qu'il soit, est une donnée dont la constatation et surtout l'interprétation ne sont pas toujours aisées ; l'agrandissement artificiel créé par les conditions d'examen d'une part, les variations individuelles d'autre part entraînent en effet des causes d'erreurs. L'usure des parties osseuses parait, par contre, avoir plus de valeur (Jaugeas). Ce sont les apophyses clinoïdes postérieures et la lame quadrilatère qui sont les premières détruites ; il en résulte sur les radiographies une image très nette ; la lame quadrilatère est diminuée de hauteur et amincie, elle peut être inclinée en arrière ; sa partie supérieure fait défaut. Elle peut enfin disparaître toute entière. Launois et Cléret considèrent les constatations radiographiques comme un signe de certitude des tumeurs hypophysaires. Elles paraissent en effet les plus probantes. Toutefois on se souviendra que des altérations osseuses, tuberculeuses, syphilitiques, sans lésion hypophysaire pourraient détruire la lame quadrilatère, d'autre part l'évasement de la partie supérieure de la selle turcique a été considéré comme pouvant exister par le seul fait d'une hypertension intracrânienne prolongée, au cours des tumeurs cérébrales par exemple (Erdheim), enfin Tandler et Gross ont signalé l'agrandissement de la selle turcique chez des castrats.

Le plus souvent agrandissement de la selle turcique et usures osseuses sont associés ; mais il est possible que le premier de ces signes existe seul ; en ce cas, le diagnostic radiologique ne sera établi qu'avec circonspection.

b) Etats dystrophiques

Les états dystrophiques en rapport avec les tumeurs hypophysaires sont au nombre de quatre : le syndrome acromégalique, le syndrome de gigantisme, l'adiposité, la dystrophie génitale. Dans un cinquième groupe, nous rangerons quelques autres états, dont la relation étiologique est encore incertaine.

LE SYNDROME ACROMÉGALIQUE est trop connu pour que nous le décrivions ici : élargissement des acron : nez, mâchoire, mains, pieds ; prognatisme, hypertrophie de la langue, cyphose cervico-dorsale, tels sont les traits qui rendent ce syndrome si caractéristique, si facile à reconnaître.

Nous ne décrirons pas davantage LE SYNDROME DE GIGANTISME. Nous avons dit qu'on ne peut préciser à partir de quelle taille on est un géant. Ajoutons toutefois que la taille des géants depasse habituellement deux mètres. Mais comme l'ont montré Brissaud et Meige, puis Launoy et Roy, ce n'est pas seulement la hauteur de la taille qui caractérise cette déformation, c'est la dysharmonie morphologique et fonctionnelle, faite de tares tératologiques ou fonctionnelles, et c'est cela qui distingue un homme grand d'un géant. Le gigantisme est une maladie, il n'est pas une simple exagération de l'état normal. Cette définition du mot n'est pas maintenue dans toute sa rigueur par M. Meige, qui, dans un travail récent (1911), admet un gigantisme normal qu'il distingue du gigantisme pathologique, répondant seul à notre description.

L'ADIPOSITÉ HYPOPHYSAIRE. — L'adiposité hypophysaire, décrite par Froehlich en 1901, et considérée à tort par cet auteur comme spéciale aux tumeurs hypophysaires sans acromégalie, peut se trouver exceptionnellement en coexistence avec la maladie de Marie (Steinhaus, Schlesinger, Fischer, Hochenegg, etc.). Le plus souvent en effet, c'est dans les tumeurs sans acromégalie qu'on l'observe ; elle n'y est d'ailleurs pas constante. L'âge auquel débute la néoplasie paraît avoir un effet sur la production de ce symptôme ou sur son intensité, ainsi que l'a indiqué Marburg : plus le sujet est jeune, plus est grande la tendance à l'adiposité. Son début peut être rapide, et c'est là un indice dont il faut tenir compte. Elle est généralisée, mais plus accusée aux sièges de prédilection de l'adiposité constitutionnelle : cou (menton à triple étage), régions mammaires chez la femme, paroi abdominale antérieure, qui retombe en tablier, pubis, hanches, régions fessières. Toutefois, il est habituel que la nuque ne soit pas envahie, contrairement à ce qui se passe dans l'obésité non-hypophysaire.

L'obésité n'atteint pas toujours le degré d'énormité que l'on trouve dans bien des cas (Launois et Cléret, Zak, Boyé) où le poids des malades avoisine ou dépasse 100 kilos. Elle peut se borner, et ceci se rencontre en particulier chez les adolescents, à un aspect replet, potelé du corps tout entier (malade de Babinski).

La peau est le plus souvent blanche, pâle ; parfois cependant la peau du visage est rouge, violacée (Gloser, Launois et Cléret).

Il n'est pas rare d'observer des vergetures dûes au développement rapide de l'embonpoint.

Cette surcharge graisseuse n'est d'ailleurs pas limitée au tissu cellulaire sous-cutané : elle existe dans les organes profonds (abdomen, médiastin, etc.).

La dystrophie génitale est d'ordinaire associée à l'adiposité. Elle prend le type de l'hypofonctionnement génital. Elle consiste en diminution, cessation ou non-apparition des fonctions génitales, atrophie ou altération des organes génitaux, absence ou perte des caractères sexuels secondaires.

Chez la femme, irrégularités, puis arrêt de la menstruation ; chez la jeune fille, absence de formation à la puberté. Chez l'homme, frigidité, impuissance ; dans le jeune âge, arrêt de développement génital, les testicules et la verge restent petits, les seins s'hypertrophient.

Dans les deux sexes, absence de poils à la région génitale, aux aisselles ; chez l'homme, visage glabre, les cheveux eux-mêmes peuvent tomber.

Ce syndrome génital peut se trouver en dehors de toute adiposité, dans les tumeurs non-acromégaliques, le fait est rare. On peut enfin en trouver certains caractères dans l'acromégalie et le gigantisme. Cessation des menstrues chez la femme, dès le début de la maladie en général, frigidité et impuissance chez l'homme ont été bien souvent signalés ; l'atrophie testiculaire est fréquente dans le gigantisme.

Mais il est juste d'ajouter qu'on a pu observer dans l'acromégalie le phénomène inverse, la verge étant un acron peut participer à l'hypertrophie des extrémités, il en est de même des bourses et des testicules.

Il nous reste à mentionner quelques SYMPTOMES OU ÉTATS dont le rattachement à la lésion hypophysaire n'est pas chose certaine, mais dont la présence est néanmoins curieuse et soulève des questions intéressantes. De ce nombre sont le myxoedème, les états myxoedémateux, la maladie de Dercum. Des états myxoedémateux se sont trouvés chez des sujets porteurs de tumeur hypophysaire, et le diagnostic de myxoedème a été établi (Boyce et Beadles, Norman Dalton, Pechkranz, Stewart, Wadswarth, Schlesinger, Sainton et Rathery). Un signe qui évitera fréquemment l'erreur de diagnostic, c'est la coexistence de troubles oculaires. Elle fera penser à une tumeur de l'hypophyse.

La maladie de Dercum s'est accompagnée deux fois de tumeur de l'hypophyse (Dercum et Mac-Carthy, Burr).

Par contre, l'amaigrissement a été noté dans un certain nombre de cas (16 fois dans les néoplasmes sans acromégalie).

L'infantilisme, le nanisme ont été observés, le nanisme très rarement (Hueter et Kon Itaka) ; sans être des nains, il est fréquent que les sujets atteints de tumeurs sans acromégalie soient d'une taille inférieure à la moyenne, cela joint à un certain degré d'adiposité, aux troubles génitaux et à leur état mental contribue à leur donner un caractère d'infantilisme. On trouvera in Ettore Lévi (N. Icongr. Salp. 1908, p. 454), une énumération des observations publiées.

Citons encore un cas de myasthénie grave pseudo-paralytique (Tillneys), la sclérodermie (Wernic, Schnitzler).

Il est tout au moins prudent à l'heure actuelle de considérer ces diverses manifestations, état myxoémateux, maladie de Dercum, infantilisme, nanisme, myasthénie, sclérodermie comme des associations morbides, quel que soit le rapport que l'on veuille établir entre la tumeur hypophysaire et ces associations.

c) Evolution. Pronostic

La règle est que les tumeurs hypophysaires marchent avec une grande lenteur. Elle s'applique même à de nombreuses tumeurs reconnues comme cancéreuses ; il est vrai qu'en présence de ces cas, beaucoup d'auteurs émettent l'hypothèse que la tumeur a évolué en deux temps : un premier temps, qui a duré des années, pendant lequel la tumeur était bénigne, un adénome par exemple ; et un second temps récent, durant lequel s'est effectuée la transformation de cette tumeur bénigne en une tumeur maligne.

Il est juste d'ajouter que bon nombre de tumeurs malignes ont une évolution clinique assez rapide : la mort peut survenir de quelques semaines à un ou deux ans après le début des accidents.

Le pronostic *quoad vitam*, exception faite de ces cas aigus, est donc relativement peu sévère, puisque beaucoup de sujets ont une survie de 20, 30 ans et plus. Nous n'insisterons pas sur les troubles oculaires, mentaux et autres qui assombrissent le pronostic au point de vue fonctionnel.

D'une façon générale, les tumeurs sans acromégalie paraissent plus graves que les tumeurs avec acromégalie ou gigantisme. Alors que celles-ci ont une durée habituelle de 20, 30 ans, les premières possèdent une durée moindre. La statistique de F. Hochwart, nous apprend que souvent la survie après le début des accidents apparents ne dépasse pas une année (26 cas sur 124) ou deux années (24 cas) ; toutefois, il est encore fréquent qu'elle se prolonge bien au-delà : 6, 8, 10 ans (8 cas), 20 ans (8 cas), 30 ans même (1 cas). On a cité la mort une ou deux semaines après le début des accidents cliniques.

La mort survient par accidents de tumeur cérébrale (coma, convulsions, syncope), par l'évolution des troubles mentaux, par l'effet d'une cachexie progressive avec amaigrissement, par une complication du diabète (coma diabétique par exemple) ; elle peut enfin être l'effet d'une maladie intercurrente quelconque.

V

Formes cliniques

⤙ ⤙ ⤙

Les symptômes et syndromes que nous venons de passer en revue ne sont pas tous isolés, ils se groupent ensemble et leur groupement ne se fait pas au hasard, mais suivant certains types, qui constituent les formes cliniques sous lesquelles les malades se présentent à l'observateur. La connaissance de ces formes est donc des plus importantes : chacune d'elles peut d'ailleurs présenter quelques particularités dans son évolution ou son pronostic.

La maladie de Marie représente une entité clinique si bien caractérisée qu'elle a servi jusqu'alors de base à la classification clinique des tumeurs de l'hypophyse : celles-ci comprennent donc deux grandes classes : les tumeurs avec acromégalie, les tumeurs sans acromégalie. Chacune de ces classes comporte plusieurs groupes.

a) Les tumeurs avec acromégalie (ou gigantisme)

Cette classe comprend naturellement deux groupes : l'acromégalie et le gigantisme.

ACROMÉGALIE. — L'acromégalie n'est pas faite uniquement des déformations des acron. Elle comporte encore d'autres signes : des signes de tumeur cérébrale, un syndrome radiologique spécial, quelques troubles génitaux.

Nous ne reviendrons pas sur les premiers, si ce n'est pour dire que les signes de compression cérébrale proprement dite n'offrent que peu de caractères spéciaux dans l'acromégalie, nous les avons signalés chemin faisant ; l'hémianopsie bitemporale en particulier y est particulièrement fréquente et aide puissamment au diagnostic dans les cas frustes.

Du groupe des symptômes encéphaliques diffus que nous avons décrits, seuls sont fréquents la glycosurie et lesc aractères de l'état mental habituel.

L'examen radiologique, outre les lésions de la selle turcique, montre deux autres caractères ; élargissement des sinus frontaux et épaississement irrégulier de la voûte crânienne. Cet ensemble de constatations radiologiques constitue le syndrome radiographique de l'acromégalie, dont nous devons la connaissance à M. Béclère. Son importance est considérable au point de vue du diagnostic. On doit ajouter à ces constatations la persistance du canal crânio-pharyngien (Erdheim-Robinsohn), dont Ettore Lévi a montré la valeur.

La radiographie montre encore autre chose : pratiquée sur l'extrémité des membres elle révèle le gonflement des épiphyses et l'augmentation considérable des parties molles.

Nous ne reparlerons pas des troubles d'hypogénitalisme, plus rarement d'hypertrophie génitale externe, signalés plus haut.

Deux points ont fait l'objet de recherches nouvelles : les échanges matériels et l'état du sang. Les échanges matériels tirés de l'examen comparatif des ingesta et des excréta, ont été étudiés par Tauzk et Vas, Moraczewski, Parhon, Audenino, Franchini et Giglioli. Parhon en 1909 aboutissait aux conclusions suivantes : l'urée et les phosphates s'éliminent en proportion moindre que chez l'adulte ; l'inverse est dû à des complications (diabète, polyurie). Le calcium semble s'éliminer aussi en quantité inférieure à la normale et être retenu dans l'organisme, mais cet état n'existe que dans les cas récents ; c'est l'inverse dans les cas anciens. Franchini et Giglioli ont trouvé une augmentation des graisses avec forte augmentation des graisses neutres et de la cholestérine. Ils insistent d'ailleurs sur les nombreuses variétés que l'on peut observer.

On a noté la présence d'acétone dans l'urine (Higier, Parhon et Golstein), et une légère peptonurie (Monteverdi et Torrachi).

Le sang a été examiné par de nombreux auteurs (Marie et Marinesco, Burr et Riessmann, Parhon, Silva, Benda, Wlaïeff, Mendl, Ducati, Sabrazès et Bonnes, Sakoraphos, Franchini et Giglioli, Simnitzin, Matassaru. Les résultats obtenus ne sont pas tous concordants : toutefois il est fréquent de voir signaler la lymphocytose et l'éosinophilie.

Dans trois cas, Franchini et Giglioli ont effectué l'examen chimique du sang, ils ont trouvé d'une part une augmentation de l'alcalescence du résidu sec et des cendres et d'autre part une richesse remarquable du sang en graisses ou en lipoïdes (lipoïmie ou lipoïdémie).

Meige admet, mais à titre exceptionnel, l'acromégalie héréditaire.

On a publié quelques faits d'acromégalie chez l'enfant et récemment MM. Hutinel, Babonneix et Paisseau sont revenus sur ce sujet. On compterait une vingtaine d'observations. Le caractère habituellement fruste des déformations doit mettre en garde contre la possibilité d'erreurs de diagnostic. Matassaru a publié récemment un cas d'acromégalie infantile avec persistance des cartilages de conjugaison sans gigantisme.

GIGANTISME. — Le gigantisme n'est pas constitué seulement par les déformations de la taille ; il s'y associe d'autres troubles dystrophiques et des signes de tumeur cérébrale hypophysaire.

Les troubles dystrophiques associés sont soit des manifestations d'infantilisme, soit des manifestations d'acromégalie, d'où les deux types cliniques connus : gigantisme infantile, gigantisme acromégalique.

Dans le premier, les cartilages de conjugaison ne sont pas soudés, dans le second leur soudure est effectuée ; on a vu le premier type prendre avec l'âge les caractères du second.

Nous ne reparlerons pas des troubles génitaux (frigidité, impuissance, etc.).

Les signes de tumeur hypophysaire sont analogues à ceux qu'on rencontre dans l'acromégalie. Nous citerons toutefois la tendance au mensonge, à la vantardise comme plus particulière aux géants.

E. Lévi et Franchini ont étudié, chez un géant obèse, les échanges matériels et l'état du sang. Des résultats fournis par les premières recherches nous retenons les points suivants : élimination presque normale du phosphore et augmentation des phosphates terreux, légère rétention de la chaux, augmentation du soufre neutre respectivement au soufre acide, augmentation des éthers sulfuriques et réaction très évidente du scatol, du phénol et surtout de l'indican. Diminution moins accentuée des savons et augmentation moins évidente des graisses neutres ; notable insuffisance des acides gras et augmentation considérable de la cholestérine.

Dans le sang, ils ont trouvé une exagération de l'alcalescence, de la quantité de cendres, de la richesse en graisse (légère lipémie).

La presque totalité des auteurs ont adopté la conception de MM. Brissaud et Meige, Launois et Roy : gigantisme et acromégalie sont une seule et même maladie, l'une frappant un sujet jeune ou mieux un sujet aux cartilages épiphysaires conservés, l'autre atteignant un sujet adulte, ou du moins un sujet aux cartilages épiphysaires soudés, en sorte que la taille peut s'effectuer en longueur chez le premier, en largeur aux dépens des extrémités chez le second.

b) Les tumeurs sans acromégalie (ou sans gigantisme)

La symptomatologie de ces tumeurs a fait l'objet d'un travail d'ensemble très documenté et très intéressant de Frankl-Hochwart, au Congrès de Budapest (1909). L'auteur a groupé 155 cas de ces tumeurs, dont 11 cas personnels.

Ce chiffre imposant s'est encore augmenté depuis. Rappelons-nous qu'au point de vue anatomique, outre des cas de tumeurs glandulaires, conjonctives, etc., ces tumeurs comprennent la totalité des cas de tuberculose, de syphilis et d'épithéliomas pavimenteux. C'est dans cette classe aussi que les auteurs rangent, bien à tort à notre avis, et Frankl-Hochwart ne fait pas exception, la presque totalité des tumeurs sus-hypophysaires ou para-hypophysaires que nous proposons d'écarter.

Adiposité, dystrophie génitale, signes de compression cérébrale proprement dite, signes encéphaliques diffus excepté la glycosurie (troubles mentaux, narcolepsie, fréquence du pouls, troubles de la température), marche moins lente que dans l'acromégalie ou le gigantisme : tels sont les caractères principaux de cette classe de tumeurs.

Ces signes n'existent pas tous chez un même sujet ; de plus, ceux qui existent se groupent suivant certains types. De là, l'existence de deux grands groupes : les formes encéphaliques, et les formes dystrophiques. Nous ajouterons un troisième groupe, qui a bien sa place aussi puisqu'il donne naissance à de nombreuses erreurs de diagnostic, ce sont les formes latentes.

FORMES ENCÉPHALIQUES. — Ce sont celles qui se caractérisent uniquement ou principalement par des accidents encéphaliques. On peut en distinguer plusieurs formes :

1° Une forme simulant une tumeur cérébrale non-hypophysaire (*forme de tumeur cérébrale*) : céphalées, vomissements, vertiges, crises épileptiformes, troubles oculaires. Quand l'hémianopsie spéciale fait défaut, on porte seulement le diagnostic de tumeur cérébrale.

Les cas d'Orsay Hecht, de Krumbhaar, par exemple, appartenaient à cette forme.

2° Une forme caractérisée par la prédominance ou l'existence exclusive de quelques-uns des symptômes que nous avons étudiés sous le nom de symptômes encéphaliques diffus : narcolepsie, troubles mentaux, polyurie.

*La forme narcoleptique, la forme mentale, la forme polyu-
rique* simulant une polyurie simple, méritent chacune une
place spéciale. Alors que le première et la troisième sont
relativement rares, on a vu la fréquence de la forme mentale ;
les asiles d'aliénés ont fourni un nombre important d'autopsies de tumeurs hypophysaires. Les sujets y étaient entrés
bien souvent comme aliénés non suspects de tumeur encéphalique. Pourtant la mention « aliéné amaurotique » a été
faite fréquemment ; elle sera un indice devant faire penser
à la possibilité d'une néoplasie hypophysaire ou de la région
hypophysaire.

FORMES DYSTROPHIQUES. — Bien que l'on puisse observer
la forme adipeuse, sans troubles génitaux (Rath, Ingerman,
Selke, Walton et Scheyne, etc.), et *la forme de dystrophie
génitale,* sans adiposité (Finkelnberg, Erdheim 1904 cas 1,
Goltz et Erdheim, Biro, Nazari, Mendel), c'est presque
toujours *la forme adiposo-génitale* que l'on rencontre (*dystrophie adiposo-génitale, syndrome adiposo-génital*). Ce dernier
syndrome, étudié à l'étranger depuis le mémoire de Bartels,
a fait l'objet en France d'un mémoire très important de
Launois et Cléret, et de la thèse de Grahaud, qui en réunit
27 observations. Il est constitué par la réunion de trois
éléments : l'adiposité, — les troubles génitaux à type d'hypofonctionnement ou d'arrêt de fonctionnement, — et les
signes de tumeur hypophysaire. Il faut absolument la réunion de ces trois groupes de signes pour permettre de porter
le diagnostic de néoplasie pituitaire. La réunion des deux
premiers seuls serait insuffisante.

De tous les types morbides que l'on peut rencontrer dans
les tumeurs pituitaires sans acromégalie, ce type morbide
paraît être le plus fréquent. Aussi son importance est-elle
grande au point de vue clinique, comme au point de vue
pathogénique et thérapeutique. Ces sujets, par leur difform-
ité, par leurs troubles génitaux, leur mentalité, leur
asthénie, et aussi par leurs symptômes oculaires et encéphaliques, sont des malades, souvent des infirmes qui

demandent soulagement et guérison : et nous pouvons, comme nous le verrons, répondre à leur demande. Ils ne sont donc pas de simples curiosités cliniques. Le syndrome adiposo-génital mérite de prendre place à côté de l'acromégalie et du gigantisme dans la classe des dystrophies hypophysaires.

Grahaud considère les états myxoedémateux en coexistence avec des tumeurs hypophysaires, comme étant une association du syndrome adiposo-génital avec le myxoedème.

Nous avons noté déjà l'association possible avec l'acromégalie ; elle peut exister également avec le gigantisme ; ainsi le géant observé par Ett. Lévi et Franchini était obèse et impuissant. Le géant de Parhon et Zalplacta était très obèse.

FORMES LATENTES. — Celles-ci n'ont pas d'histoire clinique à l'heure actuelle ; elles sont faites de ces cas, véritables trouvailles d'autopsie, où aucun symptôme vraiment révélateur n'avait attiré l'attention sur l'hypophyse. Parfois, aucune manifestation morbide ne s'était montrée avant les accidents ultimes ; d'autres fois, des troubles existaient depuis un temps plus ou moins long, mais ces troubles, divers, étaient étrangers à la symptomatologie actuelle des tumeurs pituitaires.

Si, maintenant, dépossédant l'acromégalie de la place d'honneur qu'elle occupe dans la classification précédente, nous envisageons de plus haut ou sous un autre angle les formes cliniques des tumeurs hypophysaires, nous en dresserons le tableau suivant, où les formes sont rangées non plus par rapport à l'acromégalie, mais par rapport à l'origine mécanique ou dystrophique de leurs symptômes essentiels.

Ces formes cliniques se divisent alors en deux grandes classes : les formes encéphaliques et les formes dystrophiques. Les premières sont identiques à celles que nous avons étudiées sous ce nom dans la classification précédente et comprennent les mêmes formes : forme de tumeur cérébrale, forme narcoleptique, forme mentale, forme polyurique. Les secondes comprennent trois grandes variétés : l'acromégalie, le gigantisme et le syndrome adiposo-génital.

a) **Formes encéphaliques**
- *forme de tumeur cérébrale.*
- *forme narcoleptique.*
- *forme mentale.*
- *forme polyurique.*

b) **Formes dystrophiques**
- *acromégalie.*
- *gigantisme.*
- *syndrome adiposo-génital.*

c) **Formes latentes**

Cette classification a l'avantage de mettre l'acromégalie et le gigantisme à leur véritable place parmi les syndromes dystrophiques des tumeurs hypophysaires.

VI

Diagnostic

❧ ❧ ❧

Le diagnostic des tumeurs de l'hypophyse se posera dans deux conditions différentes : tumeur avec acromégalie ou gigantisme, tumeur sans acromégalie ou gigantisme.

Dans le premier cas, le diagnostic sera à faire avec différents états susceptibles de simuler l'acromégalie. Nous insisterons seulement ici sur la prudence qu'il convient d'apporter dans l'affirmation du diagnostic des formes frustes de la maladie. On voit nombre de sujets affectés d'une légère ébauche de déformations acromégaliques et qui pour cela ne sont pas des acromégaliques ; il existe en effet des états acromégaliformes, nom auquel il convient de n'accorder qu'une signification purement morphologique. De ce nombre était le malade que Mossé a récemment présenté à la Société de Neurologie. MM. Pierre Marie et Meige ont insisté à cette occasion sur l'utilité qu'il y a à refuser le nom d'acromégaliques à des sujets semblables.

Il nous semble prudent de n'accepter un diagnostic d'acromégalie fruste que si les déformations sont accompagnées d'hémianopsie bitemporale ou du syndrome radiologique caractéristique. La même réserve doit s'appliquer aux prétendues acromégalies partielles.

Dans le cas de tumeur sans acromégalie, l'hémianopsie bitemporale et le syndrome radiologique (élargissement et

usure de la selle turcique) auront la plus grande valeur pour
faire reconnaître soit une forme de tumeur cérébrale, soit
les autres formes encéphaliques, soit le syndrome adiposo-
génital. Trois questions se poseront successivement : a-t-on
à faire à un syndrome hypophysaire ? Ce syndrome est-il
bien dû à une lésion de l'hypophyse ? Cette lésion est-elle
bien une tumeur ?

S'agit-il d'un syndrome hypophysaire ?

Les formes encéphaliques seront diagnostiquées des
tumeurs cérébrales de siège quelconque ; on essaiera
de dépister les formes mentales, polyuriques, narcolep-
tiques.

Les formes adipeuses et adiposo-génitales devront être
soigneusement distinguées des diverses obésités, obésité
constitutionnelle, thyroïdienne, surrénale. Récemment,
MM. Launois, Pinard et Gallais ont rapporté un cas d'adiposité avec troubles génitaux chez une femme porteuse
d'un épithélioma de la capsule surrénale, elle avait de
l'hypertrychose ; Apert et d'autres auteurs ont signalé des
cas analogues.

Mais il est des adiposités associées à des signes de tumeur
cérébrale n'appartenant pas à la région hypophysaire.
C'est ainsi qu'on en a signalé dans les tumeurs du cervelet
(Anton, Bregmann, Muller), mais le syndrome cérébelleux
est bien connu. On a constaté aussi de l'adiposité dans les
tumeurs de la glande pinéale ; et ici le diagnostic présente
quelques difficultés. Le sujet a des signes de tumeur cérébrale, il a de l'adiposité, il peut avoir de la somnolence ;
le diagnostic reposera sur les caractères suivants (Fr.
Hochwart) : hypertrophie des organes génitaux, sans acromégalie, pilosité exagérée, signes de localisation près des
tubercules quadrijumeaux (ataxie, paralysies des muscles
des yeux) ; fréquemment, la tumeur survient chez un
enfant, un jeune garçon, on constate que le pénis est plus
volumineux qu'il ne doit être, il a des érections, il existe
de l'hypertrophie des mamelles avec colostrum, des poils
sur le pubis, aux aisselles, et l'enfant a 4 ans, 5 ans, 6 ans,
7 ans. Ogle, Gutzeit, Oestreich, Marburg, Frankl-Hochwart,

Apert et Porak ont rapporté des exemples intéressants de ces tumeurs.

L'hypertrophie des organes génitaux, la pilosité s'opposent à l'atrophie génitale, à la chute ou à l'absence de poils qu'on observe dans les tumeurs de l'hypophyse. L'hémianopsie bitemporale, le syndrome radiologique de la selle turcique sont en faveur d'un syndrome hypophysaire. Mais il faut dire que l'hypophyse peut être atteinte secondairement, tel était le cas de la malade d'Apert et Porak : l'hypophyse était comprimée par un diverticule du troisième ventricule qui avait élargi la selle turcique.

Seconde question : le syndrome observé est un syndrome hypophysaire ; est-il dû à une lésion de l'hypophyse même ou à une tumeur sus-hypophysaire ou péri-hypophysaire donnant le même syndrome ? Il n'existe pas de signes permettant ce diagnostic d'une façon certaine. Logiquement une tumeur sus-hypophysaire devrait borner pendant longtemps son action sur la selle turcique à en dilater l'orifice, sans en agrandir le fond, et l'image radiographique devrait nous fournir là un précieux moyen de diagnostic. C'est ce que pensait Erdheim et ce qu'il a décrit dans son type 2 des déformations osseuses de la selle turcique. Malheuseusement, cette distinction est bien difficile à faire en pratique, sur les épreuves radiographiques ; aussi ce signe n'a-t-il pas une bien grande valeur.

La troisième question qu'on devra se poser, bien rarement nous le reconnaissons, est la suivante : il s'agit d'un syndrome hypophysaire lié à une lésion de l'hypophyse ou de la région hypophysaire ; cette lésion est-elle une tumeur ?

On pourrait penser à un abcès, si les signes s'étaient développés rapidement et s'il existait de la fièvre. Il faudra aussi songer à un traumatisme, à une blessure de l'hypophyse ou de la région. Madelung a observé un syndrome adiposo-génital, développé peu de temps après une blessure du crâne par une balle de revolver qui avait atteint la région de la pituitaire. L'antécédent, et l'exploration aux rayons X, montrant la balle et le trajet suivi par elle (si elle a laissé des éclats de plomb), feront préciser le diagnostic.

Quant à déterminer la nature de la tumeur en cause, il n'y faut pas songer le plus souvent, en dehors de la syphilis, et parfois de la tuberculose, qu'on dépistera par les moyens en usage.

VII

Traitement

❧ ❧ ❧

Tumeur hypophysaire, c'est-à-dire hypertrophie d'un organe essentiellement glandulaire et néoplasme, cette lésion devait conduire à une triple thérapeutique : opothérapie, pour lutter contre contre l'insuffisance de la glande, — radiothérapie, pour lutter contre son hyperfonctionnement ou détruire le néoplasme, — ablation chirurgicale, comme dans toute tumeur. Ces trois moyens n'ont pas manqué d'être employés. N'oublions pas en outre que les anti-nervins, les toniques peuvent rendre des services, comme médications symptomatiques, et que le traitement anti-syphilitique s'impose chaque fois que la vérole est en cause.

Opothérapie

L'opothérapie hypophysaire, qui donne d'heureux succès dans le syndrome d'insuffisance pituitaire, de Rénon et Delille, syndrome qui nous le savons, se rencontre dans les états non néoplasiques de l'organe, n'a pas donné dans les tumeurs de l'hypophyse les résultats que l'on se serait cru autorisé à en espérer.

Utilisée par de nombreux auteurs dans l'acromégalie (Byron Bramwell, Lancereaux, Mendel, Schiff, de Cyon, etc.), elle n'a jamais amené la régression ou la disparition des déformations osseuses. Elle a seulement, parfois, diminué ou guéri certaines manifestations d'ordre secondaire, comme la céphalée, les douleurs, les sueurs. Parfois aussi, elle ne paraît avoir amené aucune modification (Schultze, Witmer, Magnus Lévy, Marie et Meunier, etc.). Bien plus, chez une malade de Rénon et Delille, elle a exagéré les troubles et en particulier les déformations acromégaliques : névralgies, céphalée, troubles de la vue, épaississement de la langue, tout cela augmentait après chaque tentative d'opothérapie hypophysaire, et un épaississement des doigts et des maxillaires ne tarda pas à se montrer ; les symptômes fonctionnels étaient au contraire soulagés par la médication thyro-ovarienne.

Susceptible d'être nuisible, dépourvue souvent de toute action, l'administration d'hypophyse dans l'acromégalie ne peut aspirer dans les cas les plus favorables qu'à remplir un rôle de médication palliative.

Même échec en ce qui concerne les déformations dans le gigantisme, mais aussi possibilité d'amélioration de quelques troubles fonctionnels (Léopold Lévi et de Rotschild). Parhon et Golstein conseillent l'opothérapie par les glandes génitales, comme susceptible d'enrayer la croissance.

Par contre, l'extrait hypophysaire a pu amener la diminution de certaines obésités (de Cyon, Léopold Lévi et Rotschild) et dans le syndrome adiposo-génital hypophysaire certains auteurs en ont obtenu de bons résultats (Axenfeld, Elschnig, Fleischer, etc.) : l'obésité aurait diminué rapidement. Mais il ne semble pas que ces résultats favorables aient été bien nombreux puisque nombre d'auteurs ont été amenés à pratiquer des opérations graves.

Quand l'opothérapie échoue, il ne reste que le choix entre les deux traitements suivants.

Radiothérapie

Employée pour la première fois par Gramegna, chez une acromégalique, elle amena une disparition de la céphalée et une amélioration notable de la vue, tant au point de vue fonctionnel qu'ophtalmoscopique ; une rechute fut suivie de la même régression, mais celle-ci fut suivie d'une nouvelle reprise des accidents.

Appliquée pour le seconde fois en France par M. Béclère chez la malade de MM. Rénon, Delille et Monier-Vinard, atteinte de gigantisme et de syndrome adiposo-génital, elle a donné une amélioration remarquable, débutant 15 jours après le début du traitement, continuant à s'accentuer à mesure qu'on le poursuivait et aboutissant au bout de six mois au résultat suivant : disparition complète de la céphalée, des vertiges, des nausées et des vomissements ; très légère amélioration de la vision de l'œil droit qui était complètement abolie, avec atrophie papillaire ; mais très grande amélioration de la vision de l'œil gauche (possibilité de lire et d'écrire, champ visuel trois fois et demi plus étendu) ; arrêt de la croissance du squelette ; instauration des fonctions génitales, établissement des règles, développement des seins, des poils du pubis ; diminution du poids du corps, de la surcharge adipeuse et de la boulimie. MM. Béclère et Jaugeas ont soigné un troisième cas, dont l'observation a été rapportée avant radiothérapie par MM. de Lapersonne et Cantonnet, et après radiothérapie par M. Cantonnet : il s'agit d'un garçon de 23 ans, atteint d'un syndrome adiposo-génital, avec aspect infantile et myxoedémateux. Le traitement fut suivi pendant 8 mois, la vision s'améliora considérablement, et cet état se maintenait encore trois mois après la cessation du traitement.

Ces faits, pour peu nombreux qu'ils soient, sont des plus significatifs. La radiothérapie ne fait pas disparaître les déformations osseuses de l'acromégalie ou du gigantisme, mais elle peut en arrêter la progression. D'autre part, elle agit très efficacement contre les phénomènes de compression encéphalique, la céphalée, les troubles visuels. Enfin, elle est susceptible de ramener les fonctions génitales et de diminuer l'adiposité.

Son indication paraît donc nette dans toutes les formes de tumeurs pituitaires. Toutefois, M. Béclère la croit contreindiquée à une période avancée de l'acromégalie et du gigantisme, à la phase de déclin et de déchéance « quand, dit-il

les lésions hyperplasiques font place à des lésions régres-
sives et destructives, quand à l'hyperfonctionnement de
la glande succède une insuffisance fonctionnelle qui finit
par devenir incompatible avec la vie ».

Ce n'est pas le lieu d'exposer la technique du traitement
que l'on trouvera dans les mémoires de Gramegna, de
Béclère, dans la thèse de Jaugeas. Disons seulement qu'au
lieu de se contenter d'irradier la pituitaire par la bouche,
comme le faisait Gramegna, M. Béclère combine la voie
buccale et la voie cutanée à sièges multiples : les irradiations
sont faites de préférence dans les deux fosses temporales,
la région frontale, et la cavité buccale ; toutes convergent
vers la selle turcique, on peut ainsi, sans dépasser en chaque
région la dose tolérable pour les téguments, tripler, quadru-
pler la dose profonde donnée à l'hypophyse.

Hypophysectomie

C'est d'une hypophysectomie partielle seulement qu'il
s'agit. La voie la plus utilisée est la voie nasale, conseillée
par Schloffer : le chirurgien incise sur le pourtour supérieur
du nez et rabat cet appendice : il a ainsi suffisamment de
place et de lumière pour évider les fosses nasales, effondrer
le sinus sphénoïdal et pénétrer dans la selle turcique.
Parmi les autres procédés, citons la méthode endo-nasale,
de Hirsch, dans laquelle le chirurgien, pénétrant par l'orifice des fosses nasales, procède aux divers temps opératoires
par séances multiples, séparées par plusieurs jours d'inter-
valle, les premières séances ne nécessitant qu'une anesthésie
locale. Il cherche ainsi à diminuer la gravité de l'intervention, mais on reproche à son procédé de ne pas donner un
jour suffisant. Quelle que soit la technique employée, une
fois arrivé sur l'hypophyse, on détache à la curette ou à
l'aide d'une spatule une portion de la tumeur.

Nous n'entrerons pas dans le détail de toutes ces inter-
ventions, dont on trouvera la description dans les mémoires

originaux des auteurs, et pour la plupart desquelles on consultera avec fruit le travail de Proust.

Depuis 1907 qu'a été publiée par Schloffer la première opération exécutée avec succès, un nombre important d'hypophysectomies ont été faites à l'étranger et publiées par von Eiselsberg, Hirsch, Hochenegg, Burchard, Woeckler, Cushing, Smoler, Schnitzler, Kocher, Halstead, Kanarel, Mixter et Quackenboss. En France, nous ne connaissons que le cas de Lecène concernant un acromégalique du service de M. Marie. Sans prétendre à établir une statistique complète, nous avons rassemblé 32 cas d'hypophysectomie pour tumeurs hypophysaires ; ils ont donné 18 guérisons ou améliorations, 9 morts survenues quelques heures ou quelques jours après l'opération, et 5 morts survenues après une période d'amélioration variant de quelques semaines à deux mois.

Ces opérations ont été faites soit pour acromégalie, soit pour syndrome adiposo-génital, soit pour accidents de compression cérébrale. Les succès ont été très nets dans toutes ces formes : les troubles de compression cérébrale, céphalées, diminution de la vue, vertiges, etc., sont amendés ou guéris rapidement. L'adiposité diminue, les poils repoussent, les règles chez la femme, les érections chez l'homme paraissent ou reparaissent. Enfin, fait plus étonnant encore, les opérateurs ont constaté plusieurs fois la diminution rapide et progressive des déformations osseuses de l'acromégalie. Dans un cas d'Hochenegg, dès le 5e jour qui suivit l'intervention, la malade sentait que les dents des deux mâchoires se rapprochaient ; dès le 10e jour, le fait était évident pour tout le monde et les mains devenaient plus petites. Quand à sa sortie au bout d'un mois elle retrouva ses chaussures, elle ne voulait plus les reconnaître pour siennes, tant elles étaient grandes pour ses pieds. Une année après, les restes des déformations des extrémités étaient à peine démontrables (Exner).

Le premier opéré de Von Eiselsberg, le cas original de Froehlich, guérit sans incident ; deux ans après, Fr. Hochwart nous apprend qu'il travaille ; en octobre 1910, c'est-à-dire 3 ans après l'opération, il était encore vivant.

Ces très beaux résultats ne paraissent pas constants : ainsi l'opéré de Lecène ne présenta pendant ses 36 jours de survie aucune modification de ses déformations acroméga-liques ou de ses troubles visuels, sauf que la langue parut diminuer un peu de largeur.

D'autre part, les succès ne se maintiennent pas toujours ; Exner nous apprend par exemple que le deuxième opéré d'Hochenegg faisait huit mois après l'intervention une reprise des douleurs de tête et de l'amaurose.

Enfin, la gravité de ces opérations est très grande ; la mortalité immédiate de 9/32 est déjà peu rassurante ; elle n'est pas la seule ombre au tableau, puisque 5 sujets sur 32 ont succombé dans les semaines suivantes. C'est là une proportion qui doit faire réfléchir le médecin avant de conseiller cette opération. Toutefois, il faut retenir que les statistiques isolées personnelles de quelques chirurgiens n'ont pas ce caractère sombre. Ainsi von Eiselsberg, en octobre 1910, déclarait avoir pratiqué 9 hypophysectomies avec 2 morts seulement, les 7 autres sujets étaient améliorés ou guéris (dans ces chiffres, il n'y avait que 8 tumeurs pitui-taires, l'une de ces opérations ayant été faite pour un abcès de l'hypophyse). Hirsch a opéré 7 tumeurs de l'hypophyse par la méthode endo-nasale ; il n'eut qu'une mort ; les 6 autres cas furent des succès. A noter que dans un de ces cas, il s'était borné à ouvrir la loge osseuse hypophysaire, sans enlever la tumeur ; l'amélioration n'en fut pas moins très nette.

Un point nous semble acquis, l'hypophysectomie est capable d'amener une grande amélioration et peut-être même la guérison dans les tumeurs de l'hypophyse.

Mais un autre point ne l'est pas moins : la gravité extrême de l'acte chirurgical. Aussi nous semble-t-il prudent de réserver cette ressource ultime à des cas qui réunissent les triples conditions suivantes :

1º Echec de la médication opothérapique.

2º Echec de la radiothérapie.

3º Accidents suffisamment graves par eux-mêmes pour menacer les jours du malade ou pour constituer une infirmité redoutable (telle que cécité, douleurs de tête très violentes et rebelles).

En d'autres termes, il nous semble qu'un acromégale, un géant, à la période de tolérance des lésoins, sans menace de cécité, ne relèvent pas du traitement chirurgical. Il en serait de même d'un syndrome adiposo-génital encore tolérable.

En résumé, la thérapeutique des tumeurs hypophysaires non-syphilitiques nous paraît pouvoir tenir dans les propositions suivantes :

1º Essayer d'abord la médication opothérapique.

2º En cas d'échec, recourir à la radiothérapie, qui nous paraît la méthode de choix, car, à des avantages très sérieux elle joint l'absence absolue de gravité.

3º S'en tenir à ces deux méthodes pour tous les cas qui ne rentrent pas dans la catégorie 4º.

4º Réserver l'hypophysectomie, après échec des deux médications précédentes, aux accidents suffisamment graves par eux-mêmes pour menacer les jours du malade ou pour constituer une infirmité redoutable.

VIII

Physiologie pathologique

❦ ❦ ❦

Parvenu au terme de cette étude anatomo-clinique, pouvons-nous en tirer l'explication des principaux symptômes ou syndromes observés ? Il nous faudrait pour traiter cette question avec l'ampleur qu'elle mérite, entrer dans de longs développements, d'ordre physiologique surtout, que ne comporte pas ce rapport. Toutefois, quelques résultats émergent de la masse des expériences faites, ils peuvent être condensés dans les quelques phrases suivantes : l'acromégalie n'a pas encore pu être reproduite expérimentalement (Parhon et Golstein, Parisot) ; — le gigantisme non plus, on sait seulement le rôle important que peuvent jouer les glandes génitales dans son développement ; — le syndrome adiposo-génital a été reproduit expérimentalement par hypophysectomie partielle (Cushing, Aschner) ; — la glycosurie a été reproduite par destruction du lobe postérieur de la glande (Caselli), et par injection d'extrait hypophysaire (Borchardt, Dunan).

Ces faits, joints aux faits anatomiques, cliniques et thérapeutiques que nous avons exposés, vont nous permettre de donner une vue d'ensemble des interprétations proposées.

D'une façon générale, deux grandes questions se posent pour toutes les manifestations cliniques. Reconnaissent-elles une origine hypophysaire ou une origine non-hypophysaire, telles que régions nerveuses du voisinage, autres glandes à sécrétion interne, état général ? Si elles sont d'origine hypophysaire, par quel mécanisme se forment-elles, hyperfonctionnement, hypofonctionnement, ou dysfonctionnement ?

Ces questions doivent être envisagées séparément pour chacun des principaux groupes de symptômes : les symptômes encéphaliques, l'acromégalie, le gigantisme et le syndrome adiposo-génital.

a) Symptomes encéphaliques

Parmi les symptômes encéphaliques, il en est qui dépendent de la seule *compression directe* par la tumeur (paralysies localisées, hémianopsie, névralgies...).

Il en est d'autres (céphalées, vomissements, troubles mentaux, crises épileptiformes), qui proviennent soit d'une compression intracrânienne générale, par hypertension du liquide céphalo-rachidien (*théorie mécanique*, théorie classique), soit d'une intoxication par des produits solubles que secréterait la tumeur (*théorie de l'intoxication néoplasique*, de M. Klippel).

Il en est enfin un troisième groupe : somnolence, glycosurie, polyurie. Son origine est-elle hypophysaire, consistant en un trouble du fonctionnement de l'hypophyse (*théorie de la sécrétion hypophysaire*), ou bien est-elle non-hypophysaire : compression directe ou indirecte (hypertension intracrânienne) de certains territoires nerveux, voisins ou éloignés (*théorie mécanique*), — ou intoxication par des toxines sécrétées par la tumeur (*théorie de l'intoxication néoplasique*), — ou enfin *association morbide*.

En ce qui concerne la glycosurie, l'origine hypophysaire s'appuiera surtout sur les expériences de Borchardt, qui a reproduit la glycosurie chez le lapin par injections d'extrait d'hypophyse et qui conclut que le diabète dans l'acromégalie est la conséquence de l'hyperfonction hypophysaire ; la seconde théorie, celle de Loeb, à laquelle se sont ralliés Launois et Roy, attribue la glycosurie des tumeurs hypophysaires à une compression exercée sur « un centre glyco-

génique situé dans les parages du corps pituitaire, peut-
être au niveau du tuber cinereum. » L'expérience de Caselli
vient à son appui. Maintenant que nous connaissons mieux
les tumeurs sans acromégalie et sans gigantisme, lesquelles
sont, comme nous le savons, souvent sus-hypophysaires,
nous serons moins portés à accepter cette théorie de Loeb.
Car la glycosurie y est précisément rare, tandis qu'elle est
fréquente dans l'acromégalie et le gigantisme, syndromes
à lésions essentiellement hypophysaires.

L'explication de Loeb pourrait reprendre sa valeur pour
la polyurie (diabète insipide), assez fréquente dans les
tumeurs sans acromégalie, mais là encore l'origine aux
dépens de la sécrétion hypophysaire est fortement appuyée
par les expériences de reproduction du symptôme à la suite
d'injections d'extrait hypophysaire (Magnus et Schäfer,
Schäfer et Herring, Etienne et Parisot) ; les expérimenta-
teurs ont pu montrer que l'extrait du lobe postérieur seul
donnait la polyurie.

Nous savons par le mémoire de Lhermitte que rien n'est
venu confirmer l'origine hypophysaire du sommeil et par
conséquent de la narcolepsie, soutenue par Salmon. Nous
en sommes réduits, pour ce symptôme encore, à de pures
hypothèses.

Sans discuter autrement la cause de la tachycardie,
observée dans quelques cas, nous nous contenterons de
faire remarquer qu'elle est un des éléments du syndrome
d'insuffisance hypophysaire décrit dans les affections non
néoplasiques de l'organe par MM. Rénon et Delille.

b) Acromégalie

L'acromégalie est-elle d'origine hypophysaire ou d'origine
non-hypophysaire ?

1° *L'origine non-hypophysaire* de l'acromégalie est soutenue
par des auteurs qui s'appuient sur les considérations suivantes :

a) On n'est pas parvenu à reproduire expérimentalement les déformations. Les épaississements épiphysaires que Masay aurait obtenus à la suite d'injections de sérum hypophysotoxique, n'ont pas été reproduits par Parhon et Golstein, Parisot ; ils sont d'ailleurs différents des lésions de l'acromégalie.

b) Il existe de nombreux cas de tumeurs sans acromégalie, même en ne comptant que les tumeurs hypophysaires proprement dites (tels les cas de Cestan et Halberstadt, de Launois et Cléret, v. les statistiques p. 37 et 38) ; on connaît des tumeurs glandulaires à cellules éosinophiles qui ne se sont pas accompagnées d'acromégalie (3e cas de Cagnetto 1907, par exemple).

c) Il existe des cas d'acromégalie sans tumeur hypophysaire. Hutchinson en comptait quatre (Sarbo, Friedreich, Arnold, Bonardi) ; quelques autres cas ont été publiés (Warda, Enrico de Silvestri) ; mais la plupart de ces faits ont été contestés, et les classiques ne retiennent que le cas de Bonardi.

Tels sont les arguments sur lesquels se basent les partisans de l'origine non-hypophysaire de l'acromégalie. Ils cessent d'être d'accord sur les organes à incriminer comme cause de cette dystrophie : les uns incriminent le système nerveux, système nerveux central (Recklinghausen et Holschevnikow), système sympathique (Witing) ; les autres le thymus (Klebs, Massalongo, Silvestri), d'autres les glandes sexuelles (Freund, Verstraeten, Campbell), d'autres l'état général (Strumpell, Vassale, Cagnetto).

La théorie de l'origine génitale s'appuierait, outre la fréquence et souvent la précocité des troubles génitaux chez les acromégaliques, sur les rapports bien connus entre l'établissement des fonctions génitales et la croissance, sur les expériences de Fichera (production d'une hypertrophie de la glande pituitaire avec hyperplasie des cellules éosinophiles chez les animaux castrés), et sur les rapports de la grossesse avec l'état de la pituitaire et l'acromégalie : on connaît l'hypertrophie de l'hypophyse, avec figures d'hyperfonctionnement, au cours de l'état gravidique (Comte,

Launois et Mulon) ; d'autre part, on a observé le début de
la maladie de Marie après un accouchement (Vexler,
Colina).

Un état général, causé par une altération des échanges
nutritifs serait pour certains la cause de l'acromégalie :
tumeur hypophysaire et hypertrophie du squelette ne
seraient que des effets. Cette théorie a pour base la moins
fragile les points faibles de toutes les autres théories.

2⁰ *L'origine hypophysaire* de l'acromégalie est celle qui
jouit de la plus grande faveur. Aucune des objections qui
lui ont été faites, aucun des arguments apportés à l'appui
de la théorie adverse et que nous venons de passer brième-
ment en revue n'emporte la conviction et ne reste sans
réponse. Ainsi l'existence d'acromégalie sans lésion de la
pituitaire est de moins en moins possible à affirmer, depuis
qu'on sait qu'il existe des hypophyses accessoires, normales ou anormales. L'hypophyse pharyngée, étudiée par
Civalleri, Haberfeld, chez l'homme est constante, et paraît,
quoique la chose ait été contestée récemment (Guido Arena,
Pende) avoir la même structure et partant les mêmes fonctions
que l'hypophyse cérébrale ; d'autre part Ettore Lévi, dans
une série de travaux, a montré qu'on peut chez les acromégaliques trouver une persistance du canal osseux crânio-
pharyngien, persistance bien exceptionnelle en dehors de
l'acromégalie. On voit qu'il y a chez ces sujets des nids de
tissu hypophysaire, indépendants de l'hypophyse cérébrale.
Or leur lésion est, *a priori*, susceptible de déterminer l'acromégalie, tout comme la lésion de l'hypophyse cérébrale.
On ne peut donc pas affirmer qu'un acromégalique n'a pas
de tumeur de l'hypophyse, si l'on n'a pas recherché ces
nids de substance hypophysaire, exploré l'intérieur du
sphénoïde et examiné l'hypophyse pharyngée. Et ceci n'est
pas une simple vue de l'esprit. Nous avons rapporté le cas
si curieux d'Erdheim : un acromégalique succombe ; à son
autopsie l'hypophyse n'est pas augmentée de volume,
et l'on aurait pu croire à une acromégalie sans tumeur
pituitaire, mais on découvre une tumeur intra-sphénoï-

dale, qui contenait des cellules chromatophiles, et présentait une structure d'adéno-carcinome hypophysaire. Voilà donc un cas incontestable de tumeur développée dans une hypophyse accessoire.

D'ailleurs un gros fait anatomo-clinique domine la question : la coexistence si fréquente de la dystrophie de P. Marie et de la tumeur pituitaire : cette fréquence et la structure de l'organe forcent à croire à une relation étiologique entre le syndrome et la lésion. Un autre fait, acquis depuis peu, parle dans le même sens, c'est la régression des déformations acromégaliques à la suite de l'hypophysectomie partielle ; il est clair que le jour où cette constatation aura été faite par un grand nombre d'opérateurs, en divers pays, dans des circonstances éloignant toute cause d'erreur d'interprétation, dans des conditions en un mot ne laissant aucune place au doute scientifique, l'origine hypophysaire de l'acromégalie ne pourra plus être contestée, et elle restera la seule théorie admise par tout le monde. Actuellement, malgré le nombre encore restreint des opérations suivies de succès esthétique, leur signification n'en est pas moins très grande.

On pense donc en général que l'acromégalie est la conséquence de la lésion hypophysaire. Par quel moyen cette lésion produit-elle l'acromégalie ? Hypofonction, hyperfonction, théorie mixte, dysfonctionnement : telles sont les explications proposées.

a) — L'hypofonction, l'insuffisance hypophysaire, explication proposée autrefois par P. Marie et Marinesco, a perdu beaucoup de la faveur avec laquelle elle fut acceptée tout d'abord par analogie avec le myxoedème, car aucune tentative de destruction de l'hypophyse (chirurgicale ou séro-toxique) n'a permis de réaliser la maladie ; l'hypophysectomie totale est incompatible avec la vie d'après Paulesco et Cushing, l'hypophysectomie partielle entraîne un syndrome adiposo-génital, mais non l'acromégalie. En second lieu, l'opothérapie pituitaire ne guérit pas les déformations osseuses, bien plus dans un cas elle les a même aggravées (cas de Rénon et Delille). En troisième lieu, l'hypophysec-

tomie partielle, pratiquée chez l'acromégalique, fait diminuer les déformations. Quatrième raison, les lésions histologiques affectent le plus souvent un type d'hyperplasie
ou d'adénome avec prédominance de cellules éosinophiles,
c'est-à-dire un aspect histologique considéré comme traduisant un hyperfonctionnement.

b) — Pour toutes ces raisons, la théorie de *l'hyperfonction* hypophysaire, proposée par Tamburini et soutenue par
Benda, Schupfer, Agostini, Gubler, rallie beaucoup de
suffrages. Sa base la plus solide est l'état anatomo-pathologique de l'hypophyse dans l'acromégalie. Toutefois cette
raison elle-même n'est pas à l'abri de toute critique. Il s'en
faut que hyperplasie à prédominance de cellules éosinophiles
égale acromégalie. D'une part, on connait des lésions de
ce genre qui ne sont pas accompagnées d'acromégalie
(cas de Zak, troisième cas de Gagnetto 1907), d'autre part
l'acromégalie peut s'observer au cours de tumeurs pituitaires
constituées sur un mode tout différent. A titre exceptionnel,
on a vu des tumeurs à prédominance de cellules chromophobes (Modéna, premier cas de Cagnetto 1907, cas de
Lecène et Roussy) ; on connait enfin des tumeurs destructives : un des cas les plus nets a été rapporté par Gauckler
et Roussy : la glande était à peu près complètement détruite
par un kyste volumineux.

c) — Quelques auteurs admettent avec Tamburini qu'il
y a deux phases successives dans l'évolution d'une acromégalie : une première phase, phase d'hyperfonctionnement, répondant à la période d'augment et d'état de la
maladie, — et une seconde phase, phase d'hypofonctionnement, qui se produirait à la période terminale, à la phase
cachectique. C'est une théorie *mixte*. La dégénérescence
maligne d'une tumeur primitivement bénigne et l'atrophie
scléreuse d'une hypophyse primitivement hypertrophiée
(comme l'ont vue Huchard et Launois) sont des constatations anatomiques qui viennent à l'appui de cette théorie.

d) — En réalité, admettre qu'une tumeur ne provoque
de modification à la sécrétion d'une glande que dans le
sens quantitatif, ce n'est peut-être pas une opinion toujours

exacte : il est possible qu'elle vicie les qualités de la sécrétion. On peut se demander si le dyspituitarisme, la dyshypophysie n'est pas à la base de l'acromégalie.

3° *Origine pluriglandulaire* : l'acromégalie est bien d'origine hypophysaire mais d'autres glandes concourrent
à la produire. — L'imperfection de toutes les conceptions
précédentes, la coexistence fréquente chez les acromégaliques de troubles ou de lésions des autres glandes à sécrétion interne, le retentissement des diverses glandes les unes
sur les autres attesté par l'expérimentation ont conduit
à chercher l'explication de la maladie dans une association
de lésions hypophysaires et de troubles d'autres glandes
à sécrétion interne : thyroïde, glandes génitales, thymus,
capsules surrénales. L'acromégalie serait un syndrome pluriglandulaire. Parhon et Golstein adoptent la série suivante :
hyperfonction, ou peut-être parfois perversion de la fonction
hypophysaire, insuffisance ovarienne ou testiculaire, hyperfonction thyroïdienne (et peut-être splénique, hépatique, etc.)
persistance anormale des fonctions du thymus. Pour Delille,
on trouve, outre les troubles hypophysaires, des troubles
thyroïdiens (hypo ou hyperthyroïdie), de l'insuffisance
génitale, de l'hyperépinéphrie (plus rarement de l'hypoépi-
néphrie), la réviviscence du thymus. Parisot incrimine
surtout les altérations de la triade génito-thyro-hypophy-
saire, il conclut de son étude que « la lésion hypophysaire
paraît être une condition nécessaire, mais qu'elle ne peut
être considérée comme une condition suffisante. »

C'est un fait bien frappant que la coexistence de lésions
d'autres glandes vasculaires sanguines ; ainsi Gauckler et
Roussy dans le cas dont nous avons parlé plus haut trouvent
non seulement un kyste de l'hypophyse, mais un cancer
des capsules surrénales, un goître du corps thyroïde, un
développement exagéré des îlots de Langerhans ; Ballet
et Laignel-Lavastine, outre une hypertrophie avec hyperplasie de l'hypophyse, constatent une hypertrophie avec
sclérose et adénomes des surrénales. On pourrait multiplier les exemples.

La conclusion qui ressort de cet exposé est que, sans rien affirmer d'absolu, la tendance actuelle est de considérer l'acromégalie comme due à l'hyperfonction de l'hypophyse, associée ou non avec des troubles d'autres glandes vasculaires sanguines.

c) Gigantisme

Les mêmes théories se présentent pour le gigantisme comme pour l'acromégalie, puisque l'identité des deux syndromes est admise. Toutefois le rôle des glandes génitales y paraît beaucoup plus évident. Chacun sait que les castrats présentent une taille élevée. Pour Parhon et Golstein l'insuffisance des glandes génitales est un facteur *sine qua non* pour la production du gigantisme infantile, c'est elle qui tient sous sa dépendance la persistance des cartilages de conjugaison ; la persistance du thymus et l'augmentation de volume du corps thyroïde peuvent jouer un rôle favorisant. Biedl, Meige insistent également sur le rôle des glandes génitales. Ainsi la gigantisme ressortit à une origine à la fois hypophysaire et polyglandulaire.

d) Syndrome adiposo-génital

Ici encore on s'est demandé si l'origine du syndrome était non-hypophysaire, hypophysaire ou à la fois hypophysaire et pluriglandulaire.

1º Les partisans de *l'origine non-hypophysaire* font remarquer que le syndrome de Froehlich-Bartels se rencontre bien souvent dans des tumeurs sus-hypophysaires, alors qu'il manque fréquemment dans les tumeurs de l'hypophyse proprement dites, qui donnent plutôt naissance à l'acromégalie ou au gigantisme. Sans doute l'hypophyse est presque toujours comprimée par la tumeur et altérée du fait de cette compression ; mais il est des cas où macroscopiquement et microscopiquement son état anatomique est resté normal. On sait d'ailleurs que l'adiposité peut s'observer dans des tumeurs cérébrales d'un autre siège (cervelet, glande pinéale).

Par conséquent l'hypophyse ne serait pour rien dans la production du syndrome adiposo-génital ; celui-ci tiendrait à une des causes suivantes : compression des régions voisines, — nature spéciale de la tumeur, — état général, — troubles ou lésions d'autres glandes vasculaires sanguines.

La *compression des régions voisines* a été invoquée par Erdheim, qui attribue ces troubles trophiques à la compression ou la destruction de la base du cerveau dans la région du plancher du troisième ventricule : il existerait là un centre trophique tenant sous sa dépendance l'adiposité. L'auteur croit, en effet, que seules les tumeurs sus-hypophysaires et les tumeurs hypophysaires saillantes au-dessus de la selle turcique sont capables de s'accompagner d'adiposité. Malheureusement cette opinion pèche par la base, car on peut voir des adiposités développées au cours de tumeurs pituitaires exclusivement limitées à cette glande et ne débordant pas sa loge osseuse : tel était le cas, par exemple, de la malade de Launois et Cléret, dont le corps pituitaire ne pesait que 90 centigrammes.

Marburg fait appel à une autre cause : *la nature de la tumeur*. Il croit que seules, sont capables de donner naissance à l'adiposité les tumeurs de nature embryonnaire, quel que soit leur siège intra-cérébral (tératomes, tumeurs à type d'Hypophysenganggeschwülste, épithéliomas pavimenteux de l'hypophyse et de la région hypophysaire). Mais ici encore les cas défavorables sont nombreux : on n'a qu'à se reporter aux statistiques que nous avons données dans un autre chapître (v. p. 37 et 38) pour se convaincre du nombre notable de tumeurs glandulaires de type non embryonnaire, observées en coïncidence avec l'adiposité hypophysaire, et le cas de Launois et Cléret que nous citions tout à l'heure rentre précisément dans cette classe, il concernait un épithélioma primitif de l'hypophyse.

On pourrait enfin considérer l'adiposité et les phénomènes génitaux comme une simple association morbide, privée de rapports avec la lésion pituitaire. Ces troubles dystrophyques dépendraient soit de *l'état général* (obésité arthritique, diathésique, et troubles génitaux secondaires), soit de troubles autonomes *d'autres glandes à sécrétion interne*, telles que la thyroïde et les glandes génitales. Ces deux théories ont le tort de méconnaitre la valeur que présentent la coexistence fréquente de la tumeur hypophysaire, les relations chronologiques entre les signes encéphaliques et l'obésité, l'influence thérapeutique de l'hypophysectomie et enfin les expériences de Cushing et d'Aschner, dont nous allons reparler.

2° *Origine hypophysaire.* — Comme aucune des théories précédentes n'est satisfaisante, il y a place pour une théorie hypophysaire : celle-ci considère le syndrome que nous étudions, comme la conséquence du fonctionnement défectueux de l'hypophyse. Elle s'appuie sur les éléments dont nous avons fait l'énumération plus haut en critiquant les théories adverses.

Comment agirait l'hypophyse pour provoquer la dystrophie adiposo-génitale ? Par *hypofonctionnement.* Telle est la théorie de Froehlich, c'est la théorie la plus admise. De même que l'insuffisance thyroïdienne détermine le myxoedème, de même l'insuffisance du lobe antérieur de l'hypophyse provoquerait la dystrophie adiposo-génitale. Cette explication a pour elle l'absence habituelle d'hyperplasie ou d'adénome à cellules chromophiles, — l'existence fréquente d'une destruction, d'une compression, d'une atrophie de l'organe, — le développement du syndrome à la suite d'une blessure de l'hypophyse par balle de revolver, véritable expérience humaine (cas Madelung), — quelques résultats favorables de l'opothérapie hypophysaire (Axenfeld, Elschnig, Fleischer), — enfin et surtout la reproduction expérimentale du syndrome par Cushing, Aschner et Biedl.

Cushing a enlevé l'hypophyse de cent chiens : l'hypophysectomie totale d'après lui amène la mort de l'animal, l'extirpation d'une partie du lobe antérieur entraîne l'adiposité générale et l'hypoplasie de l'appareil génital. Chez les animaux jeunes, elle amène l'arrêt de développement, les animaux restent petits.

Toutefois des critiques peuvent être faites à tous ces arguments : ainsi un adénome à cellules chromophiles peut parfaitement s'accompagner d'obésité sans acromégalie concomitante (le cas de Zak) ; d'autre part les opérations sur l'hypophyse peuvent léser ou troubler d'autres parties que la glande ; enfin la régression des éléments du syndrome chez l'homme à la suite de la radiothérapie (qui atrophie) ou de l'hypophysectomie n'est guère favorable à la théorie de l'hypofonction. Si l'organe dégénéré fonctionnait déjà d'une façon insuffisante quand il possédait tout son volume, ne devrait-il pas fonctionner moins encore quand on l'atrophie par les rayons X ou l'ampute par une intervention chirurgicale ? Il est vrai qu'on peut supposer que le traitement n'enlève ou n'atrophie que les parties dégénérées de l'organe, en respectant les vestiges de la glande.

Quoi qu'il en soit, la théorie de l'hypofonction hypophysaire paraît, jusqu'à plus ample informé, mériter sérieuse considération.

Ajoutons que Schnitzler, à la suite de la constatation de deux cas d'atrophie du lobe postérieur, attribue à celle-ci la production d'adiposité ; Fischer soutient une opinion semblable.

3° *Origine pluriglandulaire.* — L'hypofonction de l'hypophyse est en cause dans le développement du syndrome de Froehlich-Bartels, c'est entendu; mais cette glande est-elle la seule en cause, n'est-elle pas secondée dans son rôle par des troubles ou lésions des autres glandes vasculaires sanguines ? C'est cette opinion que soutiennent les auteurs qui font de ce type clinique un syndrome pluriglandulaire à participation hypophysaire (Delille, Strada). Les autres glandes les plus incriminées sont les glandes génitales et le corps thyroïde ; toutes d'ailleurs pourraient prendre part au processus. On connait trop l'influence du corps thyroïde sur le développement de la graisse sous-cutanée, sur les fonctions génitales, pour qu'il soit besoin d'insister. Le rôle que peuvent jouer les glandes génitales dans la production des mêmes symptômes est bien connu aussi. D'autre part, on sait que hypophyse et autres glandes vasculaires sanguines réagissent l'une sur l'autre. Une hypertrophie de l'hypophyse peut être la conséquence de l'extirpation du corps thyroïde (Rogowitsch, Stieda, Alquier, etc.), des capsules surrénales (Marenghi, Alquier), des glandes génitales (Fichera). Dans ces conditions, on ne sait plus auquel des organes secréteurs il faut donner la première place dans le syndrome : il s'agit bien d'un syndrome polyglandulaire à participation hypophysaire.

Cette théorie, si séduisante qu'elle puisse paraître, ne doit point faire oublier la théorie de l'hypofonction pituitaire, qui a pour elle sa simplicité et la reproduction expérimentale du syndrome.

e) Conclusions

De l'exposé précédent se dégagent les quelques conclusions suivantes :

1° Le rapport étiologique entre les symptômes ou syndromes étudiés et les tumeurs pituitaires paraît évident.

2° Le mécanisme pathogénique, qui préside à la production des manifestations cliniques, est tout à fait incertain (sauf pour ceux des signes encéphaliques qui sont causés par la compression directe).

3° La tendance actuelle, en ce qui concerne les dystrophies hypophysaires, est d'attribuer l'acromégalie et le gigantisme à l'hyperfonctionnement de la glande, le syndrome adiposogénital à l'hypofonctionnement. Il y aurait ainsi, comme l'admet Cushing, opposition entre les deux syndromes d'hyperpituitarisme et d'hypopituitarisme.

4° C'est aussi une tendance qui se dessine de plus en plus que d'associer aux troubles hypophysaires précédents des troubles d'autres glandes à sécrétion interne, en particulier les glandes génitales et le corps thyroïde : cette association est admise particulièrement en ce qui concerne le gigantisme infantile.

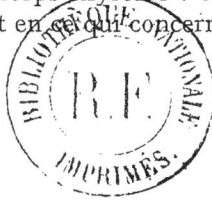

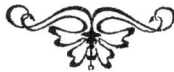

INDEX BIBLIOGRAPHIQUE

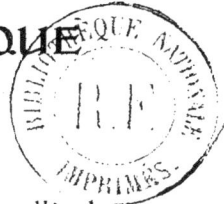

✧ ✧ ✧

A. — Travaux plus particulièrement utiles pour l'étude de l'anatomie pathologique (mémoires, observations suivies d'autopsies, etc.)

ADARI. — Endothélioma dell'ipofisi senza acromegali. Rif. medica.; n° 7, 14 févr. 1910, p. 181.

AGOSTINI. — Tumeur maligne de la pituitaire. Rivista di pathologia nervosa e mentale. 1899, vol. IV, fasc. 4, p. 169-172.

ALQUIER et SCHMIERGELD. — Deux tumeurs de l'hypophyse. Etude histologique. L'Encéphale, mai 1907, p. 536-543.

ARNOLD. — Virchows archiv. 1894, Bd. 135 p. 1.

ARNOLD et LOEB. Adénom der glandula pituitaria. Virchows archv. Bd. 57, 1873.

ARNOULD. — Tubercule de l'hypophyse et polyurie. Thèse de Nancy, 1907-1908.

BABINSKI. — Tumeur du corps pituitaire sans acromégalie et avec arrêt de développement des organes génitaux. Soc. Neurolog. 1900, 7 juin, Rev. Neurolog. 1900, p. 531.

BAHRMANN. — Hypophysis prapar. Med. Klinik. 1911 n° 6.

BALLET et LAIGNEL-LAVASTINE. — Note sur l'hyperplasie des glandes à sécrétion interne (hypophyse, thyroïde et surrénales) trouvée à l'autopsie d'une acromégalique. Soc. Neurolog. 1904, Rev. neurolog .1904, p. 793.

BALLET et LAIGNEL-LAVASTINE. — Un cas d'acromégalie avec lésions hyperplasiques du corps pituitaire, du corps thyroïde et des capsules surrénales. Nouv. Iconogr. Salpêtr. mars-avril 1905, p. 176-194.

BARTEL. — Plattenepithelcarzinom des Hypophysengangs. Wiener Klin. Wochenschr. 1908, p. 273.

BARTELS. — Sur les tumeurs épithéliales de l'hypophyse. Zeitschrift für Augenheilkunde, 1906, t. XVI, p. 407 et 503.

BARTELS. — Sur les rapports des lésions de la région de l'hypophyse avec les troubles du développement et les troubles génitaux (dystrophie adiposo-génitale). Soc. des Naturalistes et des Médecins de Strasbourg, séance du 6 nov. 1907.

BAYON. — Examen de l'hypophyse, de l'épiphyse et des nerfs périphériques dans un cas de crétinisme. Neurol. Centralblatt. 15 févr. 1905, p. 146-150, n° 4.

BENDA. — Histologie normale et pathologique de l'hypophyse. Berlin. Klin. Wochenschr. 1900, n° 52, p. 1205.

BENDA. — Acromégalie, histologie de la tumeur de la pituitaire. Soc. de Med. interne de Berlin, 29 avril 1901.

BENDA. — In Fraenkel, Stadelmann und Benda. Klinische und anatomische Beitrage zur Lehre von der Akromegalie. Deutsch. Mediz. Wochenschrift 1901. August. n°ˢ 31, 32, 33.

BENDA. — Pathologische Anatomie der Hypophysis, in Handbuch der pathologischen Anatomie des Nervensystems, von Flatau, Jacobson und Minor, Bd. 2, p. 1418, 1904.

BERNHEIM et HARTER. — Tumeur du canal hypophysaire. Soc. de Méd. de Nancy, 11 mars 1908, Rev. Méd. de l'Est 1908, p. 435-436.

BERNHEIM et HARTER. — Un cas de tumeur du ventricule moyen du cerveau. Soc. de Méd. de Nancy, 27 janv. 1909, Rev. Méd. de l'Est 1909, p. 148.

BING. — Zur hypophysenpathologie. Medizin. Klinik. 1909, n° 49, p. 1863.

BLEIBTREU. — Munchner mediz. wochenschr. 1905, p. 2079. Gigantisme et acromégalie. Destruction hémorragique du corps pituitaire.

BONARDI. — Acromégalie. Archivio Italiano di clinica medica, 1893.

BONARDI. — Contribution clinique et anatomo-pathologique à l'étude de l'acromégalie. II Morgagni, sept, 1899, p. 541.

BOUDET et CLUNET. — Tumeurs épithéliales primitives de l'encéphale développées aux dépens de l'épendyme des plexus choroïdes. Rev. Neurolog. 1910, t. I, p. 321, et Arch. de Méd. expérim. et d'anat. pathol. 1910, p. 379, n° 3.

BOYCE et BEADLES. — Contribution à l'étude de la pathologie du corps pituitaire. The journal of pathology and bactériology, 1893, fév. t. I, p. 359 et p. 223.

BOYD. — Cas de tumeur du corps pituitaire. Lancet, 15 oct. 1910, p. 1129.

BREGMANN et Steinhaus. — Tumeurs de l'hypophyse et de la région hypophysaire. Journ. de Neurolog. 1907, n°° 16 et 17, p. 324, et Virchows archiv. 1907. Bd 188, p. 360.

BRUNNS. — Les tumeurs du système nerveux. Un vol. 1908, 2° édition.

BUCHECKER. — Thèse de Strasbourg, 1893.

BURR et RIESMANN. — Un cas de tumeur du corps pituitaire sans acromégalie. The journ. of. Nerv. and Mental disease 1899, vol. 26, n° 1, p. 21.

BURR. — Un cas de maladie de Dercum avec tumeur de l'hypophyse. In Burr et Riesmann.

BURY. — British med. journ. 1891, Bd. I, p. 1179.

BYCHOWSKI. — Zur diagnose und therapie der Hypophysisgeschwulste. Deutsche med. Woch. 1909, n° 36, p. 1561.

CAGNETTO. — De l'acromégalie au point de vue de ses rapports avec les tumeurs de l'hypophyse. Virchows archiv. 1907, n° 187, fasc. 2, p. 197-242.

CAGNETTO. — Virchows archiv. 1904, Bd. 176, p. 115.

CAGNETTO. — Adénome de l'hypophyse sans acromégalie. Acad. de méd. de Padoue (in Il policlinico, f. I, 1907, p. 14).

CAMPBELL GEDDES. — Rapport sur l'examen du corps d'un sujet acromégalique. Edimbourg med. journ. vol. 2, n° 3, p. 218-234. mars 1909.

CANTONNET et COUTELA. — Sarcome de la base du crâne. Soc. anat., juillet 1906. Bull. p. 505.

CARBONE. — Tumeur adénomateuse de l'hypophyse sans phénomènes acromégaliques. Gaz. med. ital, Torino 1902, p. 171.

CAUSSADE et LAUBRY. — Sarcome de la glande pituitaire sans acromégalie. Discussion sur la pathogénie de l'acromégalie. Archiv. de méd. exper. 1909, p. 172.

CESTAN et HALBERSTADT. — Tumeur de l'hypophyse sans acromégalie. Soc. de Neurolog. 3 déc. 1903. Rev. Neurolog. p. 1195 et 1181.

CESTAN. — Epithélioma primitif du cerveau. Soc. de Neurolog. de Paris, 3 mai 1906. Rev. Neurolog. p. 468, Gaz. Hôp. 1906, p. 1059.

CHIARI. — Carcinome de l'hypophyse. Vereinsbell der Deutsch. med. Wochenschr. 1907, p. 1622.

CHURCH (de Chicago). — Les tumeurs de l'hypophyse au point de vue chirurgical. Journ. of the American med. assoc. vol. LIII. 1909, 10 juillet, n° 2. p. 97.

CLARK et ATWOOD. — Relations etc. (enchondrome de l'hypophyse) New-York Med. Journ. n° 1494, p. 97-104, 20 juillet 1907.

CLAUS et VAN DER STRICHT. — Contrib. à l'étude anatomique et clinique de l'acromégalie. Ann. et Bull. Soc. méd. de Gand, 1893, n° 71 et 72.

COENEN. — Tumeur de l'hypophyse. Breslauer chirurgische Gesellschaft, 13 déc. 1909, Berliner klinische Wochenschr, 17 janv. 1910, p. 121.

COMINI. — Contrib. à l'étude clinique et anatomo-pathologique de l'acromégalie, 1896. Analys. in Rev. Neurol. 1896.

CREUZFELDT. — Contribut. à l'anatomie normale et pathologique de l'hypophyse humaine. Jahrbucher der Hamburg. Staatskrankenanstalten, 1908. Bd. 13. Inaugural dissertation de l'Université de Kiel, 1909.

CREUZFELDT. — Trois cas de tumeurs hypophysaires sans acromégalie. Jahrbucher der Hamburg. Staatskrankenanstalten 1908. Bd. 13, p. 351-401.

DALLEMAGNE. — Arch. med. exper. et Anat. pathol. 1895.

DANA. — Acromégalie et gigantisme. Autopsie. Anal. in Rev. Neurol. 1894.

DERCUM et CARTHY. — Autopsie d'un cas d'adipose douloureuse. American journ. of the med. scienc. déc. 1902.

DUFRAUL, LAUNOIS et ROY. — Les relations du gigantisme et de l'acromégalie expliquées par l'autopsie du géant Constantin. Bull. Soc. méd. Hôp. de Paris, 14 mai 1903, p. 513-519.

DURET. — Tumeurs de l'encéphale. Rapport au Congrès de chirurgie, Paris, oct. 1903.

EDINGER. — Tumeur de l'hypophyse. Union méd. de Francfort-sur-le-Mein, 28 oct. 1907.

EISELSBERG et Fr. HOCHWART. — Traitement opératoire des tumeurs de la région hypophysaire. Congrès de Dresde, sept. 1907. Neurol. Centralbl. 1907 nov., p. 994-1001.

EISELSBERG. — Opérations sur l'hypophyse dans l'acromégalie. Gesellsch. der aerzte, Wien 19 fév. 1909.

EISELSBERG. — La chirurgie de l'hypophyse. Assoc. chir. américaine. Mai 1910.

ERDHEIM. — Sur un nouveau cas d'Hypophysenganggeschwülste. Centralbl. fur allgem. pathol. und pathol. anatom. 31 mars 1906.

ERDHEIM. — Uber einen hypophysentumor von ungewohnlichen Sitz, Zieglers Beitr. Bd. XLVI. 1909. h. I p. 233.

ERDHEIM. — Sur l'adénome éosinophile et basophile de l'hypophyse. Frankfurter Zeitschrift fur pathologie IV, f. I 1910, p. 70.

ERDHEIM. — Histologie normale et pathologique des glandes thyroïde, parathyroïde, et hypophyse. Zieglers Beitr. Bd. XXXIII, 1903.

ERDHEIM. — Uber hypophysenganggeschwulste und hirncholesteatome, Kais-Akad. der Wissenschaften, Bd. CXIII, H. 10. Abt. III. 1904. p. 357-715.

EXNER. — Opérations sur l'hypophyse dans l'acromégalie. Gesellsch. der Aerzte. 15 janv. 1909 Wien.

FILIPELLO. — Un cas d'acromégalie. Annali di Freniatria et Scienze affini, vol. XII, f. I, p. 57, mars 1902.

FISCHER. — Les rapports de la tumeur hypophysaire à l'acromégalie et à l'adiposité. Frankfurter Zeitschrift f. pathol. Bd. 5, p. 587.

FORMANEK. — Diagnostic des tumeurs du conduit hypophysaire. Wiener Klin. Wochenschr., 29 avril 1909, p. 603.

FREIFERN, VON EISELSBERG et Fr. HOCHWART. — Nouveau cas d'opération sur l'hypophyse dans la dégénération adiposo-génitale. Wiener klin. Wochenschr. 1908, n° 31.

FROEHLICH. — Un cas de tumeur du corps pituitaire sans acromégalie. Wiener klin. Rundschau 1901, p. 883 et 906.

GALLIARD et MILIAN. — Obésité, ulcère de l'estomac, somnolence, troubles cérébraux, tumeur de l'hypophyse. In th. Boyé. Paris 1909, et Launois et Cléret.

GAUCKLER et ROUSSY. — Notes sur un cas d'acromégalie avec lésions associées de toutes les glandes vasculaires sanguines. Soc. Neurol. 1905, 2 mars. Rev. Neurol, p. 356.

GAUSSEL. — Un cas d'acromégalie. Nouv. Iconog. Salpêtr., juillet-août 1906, p. 391-398.

GAUTHIER. — Progrès médical, 1892.

GLASER. — Obésité, troubles cérébraux, tumeur de l'hypophyse. Berlin. klin. Wochenschr. 1885, n° 52.

GRAHAUD. — Le syndrome hypophysaire adiposo-génital, Thèse Paris, mars 1910, n° 193.

GRENET. — Tumeur sarcomateuse de la base du cerveau. Soc. anat. 21 janv. 1898.

GUBLER. — Un cas d'acromégalie aiguë maligne. Correspondenz-blatt fur Schweitzer Aerzte n° 24, 15 déc. 1900, p. 761.

GUILLAIN et ALQUIER. — Etude anatomo-pathologique d'un cas de maladie de Dercum. Arch. méd. expér. et anat. pathol. 1906, p.680-687.

HABERFELD. — Die Rachendachhypophyse, andere Hypophysengangreste und deren Bedeutung fur die pathologie. Ziegler Beitrag. Band XLVI. 1909.

HALSTEAD. — Deux cas d'hypophysectomie. Chicago Neurolog. Soc. 27 janv. 1910. The journal of nervous and mental diseases. XXXVII n° 6, juin 1910, p. 381.

HARBITZ. — Tumeurs de l'hypophyse et acromégalie. Norsk Magazin f. lagevidenska, août 1908 (Jahresber. 1908, p. 518).

HART. — Sur les tumeurs épithéliales primitives du cerveau et recherches sur l'épithélium épendymaire. Arch. fur psychiatr. 1910 f. 2, p. 739, t. LXVII.

HAUSHALTER et LUCIEN. — Polyurie simple et tubercule de l'hypophyse. Rev. Neurolog. 1908, p. 1.

HAYASCHI. — Examen anatomique d'un cas de tumeur hypophysaire. Arch. fur psychiatrie 1910, p. 50, XLVII. f. 1.

HECHT (d'Orsay). — Tératome de l'hypophyse, Journ. of the american méd. assoc. 25 sept. 1909. vol. LIII, p. 1001.

HECHT (d'Orsay) et HERZOG. — Remarques sur l'hypophyse, considérations sur les tumeurs hypophysaires et relation d'un cas. The journ. of nervous and mental diseases. nov. 1909. vol. XXXVI, p. 641 et 666.

HEUSSER. — Tumeur de l'hypophyse sans acromégalie, Virchovs arch. 1887 Bd. 110, p. 9.

HIPPEL. — Virchows arch. Bd. 126, p. 124. 1891.

HLAVA. — Tumeur de l'hypophyse. Soc. des Médecins de Prague, 23 avril 1894. Rev. Neurolog. 1894.

HOCHENEGG. — Acromégalie par tumeur hypophysaire, XXXVII congrès de la Soc. allemande de Chirurgie, Berlin 21-24 avril 1908, Berliner klin. Wochenschr. 1908, p. 983. Centralbl, fur chirurgie, 29 août 1908, p. 72.

HOCHENEGG. — Opérations sur l'hypophyse dans l'acromégalie. Wiener klin. Wochenschr 1909, p. 409. Gesellsch der aertze in Wien, 25 fév., 1909.

HOCHENEGG. — Traitement des tumeurs hypophysaires. Deutsche Zeitschrift fur chirurgie, 1909 Bd. 100. p. 317.

FRANKL-HOCHWART. — Le diagnostic des tumeurs de l'hypophyse sans acromégalie. XVIᵉ congrès international de médecine, août-sept. 1909. Budapest.

HOMEN. — Un cas de sarcome de la glande pituitaire, 1893. Anal. in Rev. Neurolog. 1893, p. 223.

HOUHENEGG. — Acromégalie et tumeur de l'hypophyse. Trente-septième congrès allemand de la Soc. de Chir. avril 1908.

HOWARD et SOUTHARD. — Américan journ. of the med. science, oct. 1904, p. 679.

HUCHARD et LAUNOIS. — Gigantisme acromégalique, élargissement de la selle turcique, hypertrophie primitive et sclérose consécutive de l'hypophyse. Bull. Soc. méd. Hôp., déc. 1903, p. 144.

HUETER. — Tuberculose de l'hypophyse chez une naine. Arch. fur pathologische anatomie und physiologie, 182, p. 219, 1905.

HUTCHINSON. — La glande pituitaire dans l'acromégalie et le gigantisme. New-York med. journ., n° 3-4, juillet 1900.

JOLLASSE. — Cas de tumeur de l'hypophyse. Münch. med. Wochenschr. 1907, p. 1346.

JONES. — Sarcome de l'hypophyse. Rev. Soc. méd. argentine 1908. XVI, p. 81-97.

JOSSERAND et BERIEL. — Tumeur du corps pituitaire. Soc. méd. Hôp. de Lyon, 1ᵉʳ déc. 1903.

ALLEN KANAREL. — Relation d'un cas d'ablation d'une tumeur pituitaire chez un malade qui eut une première guérison. Chicago Neurolog. Soc. janv. 1910. The journ. of the nervous and mental diseases XXXVII, juin 1910. p. 383.

KLIPPEL. — In tumeurs cérébrales, traité de médecine Brouardel-Gilbert.

KOCHER. — Un cas de tumeur hypophysaire avec traitement chirurgical. Deutsche Zeitschrift fur chirurgie, Bd. 100, 1909 p. 13.

KOHN. — Recherches sur l'hypophyse, tumeurs rares de la région hypophysaire (tératome, périthéliome, sarcome télangiectasique) ; état de l'hypophyse après la castration. Zieglers Beitr. 1909 h. 2.

KOLLARITS. — Tumeurs de l'hypophyse sans acromégalie. Deutsche Zeitschrift fur nervenheilkunde, 1905, t. 28, p. 88-105.

KRUMBHAAR. — Tumeur de l'hypophyse, ses relations avec l'acromégalie. Proceedings of the patholog. soc. of Philadelphia, avril 1909, vol. 12, p. 158-173.

KUFS. — Contribution à la syphilis du cerveau et de l'hypophyse et diagnostic de la tuberculose et de la syphilis du système nerveux. Arch. fur psychiatr. 1904, t. 39, f. 2.

LAFON. — Deux cas de tumeur de l'hypophyse. Recueil d'opthalmologie, mars 1911.

LANGER. — Des tumeurs kystiques dans le domaine de l'infundibulum cérébral. Zeitsch. f. heilk, 1892, p. 57.

LAUNOIS ET ROY. — Autopsie d'un géant acromégalique et diabétique. Soc. Neurolog. 1903. Rev. Neurolog. p. 93. Nouv. Iconog. Salpêtr. 1903, p. 163-181.

LAUNOIS et ROY. — Etude biologique sur les géants, 1904.

LAUNOIS et CLERET. — Le syndrome hypophysaire adiposo-génital. Gaz. Hôp. 1910, p. 57 et 83.

LAURENT. — Hyperpituitarisme et hypopituitarisme. La clinique, 15 avril 1910, p. 234.

LAWRENCE. — Hypertrophie du corps pituitaire sans acromégalie. Soc. patholog. de Londres. The British med. journ., avril 1899, p. 851.

LECÈNE. — Intervention chirurgicale sur l'hypophyse dans un cas d'acromégalie. Presse méd. oct. 1909, p. 747.

LÉVY. — Berlin klin. Wochenschr, 1897, p. 347.

LEWIS. — Contribution à l'étude des tumeurs de l'hypophyse. The journ. of the american med. assoc. sept. 1910, vol. 55, p. 1002-1008.

LEWIS. — Hyperplasie des cellules chromophiles de l'hypophyse comme cause de l'acromégalie. Bull. of the John Hopkins hospital, mai 1905, vol. 16, p. 157.

LINK. — Du diabète originaire de la glande pituitaire. Congrès des Neurologistes et aliénistes de l'Allemagne du Sud-Ouest, mai 1909. Centralbl. fur nervenheilk, 1909.

LOWENSTEIN. — Le développement de l'adénome de l'hypophyse, Virchows arch. Bd. 188, 1907.

LOWENSTEIN. — Examen anatomo-pathologique de deux cas d'acromégalie. Dissertation inaugurale. Bonn. janvier 1907.

MAAS et FRIEDMANN. — Relations de l'hypophyse avec l'acromégalie. Klin. therapeut. Woch. nº 46, 1900.

MACKAY et BRUCE. — Epithélioma du canal hypophysaire. Rewiew of neurology and psychiatr., juillet 1909, vol. 7, p. 455.

O'MALLEY. — Mixed. cell. sarcoma of the pituitary body, New-York med. journ. 17 déc. 1910.

MARGULIÈS. — Sur un tératome de l'hypophyse chez un lapin. Neurolog. centralbl. nov. 1901, p. 1026.

MARIE et MARINESCO. — Sur l'anatomie pathologique de l'acromégalie. Arch. méd. expéri. et anat. patholog. 1891, p. 539.

MARINESCO et MINEA. — Un cas d'acromégalie avec mégalosplanchnie. Analyse in Rev. Neurolog. 1911, fasc. 3, p. 398.

MASERA. — Description histologique d'une tumeur de la base du crâne. Il policlino, 9 mai 1909, fasc. 19, p. 595. Virchows arch. 1910, Bd 199 h. 3.

MENDEL. — Acromégalie, sarcome du corps pituitaire, Berlin. klin. Wochenschr. 1900, p. 1031.

MENSIGA. — Thèse de Kiel, 1897.

MESSEDAGLIA. — Etude sur l'acromégalie. Milan 1909, Travail de l'Institut de clinique médicale de l'Université royale de Padoue.

MINELLI. — Nouveau cas de tumeur de l'hypophyse sans acromégalie. Gazetta medica italiana, 1903, nº 31, p. 301.

MITCHELE et LE COUNT. — Autopsie d'un cas d'acromégalie. New-York med. journ. avril 1899.

MIXTER et QUACKENBOSS. — Tumeur de l'hypophyse avec infantilisme, Annals of Surgery, Philadelphia, juillet 1910, p. 15.

MODENA. — Un cas d'acromégalie avec myxoedème suivi d'autopsie. Annuario del manicomio provinciale di Ancona. 1903.

MOHR. — Schmidts Jahrbucher, XXX, 1841.

MORANDI. — Histologie normale et pathologique de l'hypophyse. Giornale della R. Accad. di medic. di Torino. 1904, nº 4-6.

MOSKALEW. — Diagnostic des tumeurs de l'hypophyse sans acromégalie. Virchows arch. Bd. 201, f. 2, 1910, p. 289.

MOSSÉ et DAUNIC. — Bull. Soc. Anat. de Paris, 1903, p. 633.

Mossé. — Note sur deux cas d'acromégalie, traitement, pathogénie. Soc. Biolog., 25 oct. 1895.

Muller. — Cas d'acromégalie avec tumeur de l'hypophyse. Munchn. mediz. Wochenschr, 1907, p. 1458.

Munzer. — L'hypophyse. Berlin. klin. Wochenschr. 21 et 26 fév. 1910, p. 341 et 392.

Nazari. — Kyste de l'hypophyse et infantilisme. Etude anatomo-pathologique. Il policlinico, 1906, an XIII, p. 445.

Onanoff. — Sur un cas d'épithélioma de l'hypophyse. Thèse Paris 1892.

Orzechowski. — Tumeur de l'hypophyse. Lauberger aerztliche gesellchaft, 29 oct. 1909.

Ottenberg. — Syndrome de Froehlich dans des cas de tumeur pituitaire. New-York med. journ. ,déc, 1910, p. 1222.

Pagniez. — Autopsie d'un cas d'acromégalie. Bull. Soc. anat., 1899, p. 942.

Pardo. — Acromégalie partielle avec tumeur de l'hypophyse. Annali del Instituto psichiatrico della Universita di Roma. 1901-1902, vol. I, p. 55.

Parhon et Golstein. — Tumeur de l'hypophyse et absence d'acromégalie, troubles mentaux et sommeil pathologique. Journ. de Neurolog. Bruxelles, n° 1, 1909.

Lucien et Parisot. — Tubercule de l'hypophyse et diabète sucré. Rev. Neurolog. 1909, p. 970.

Parona. — Note clinique et anatomique sur un cas d'acromégalie lié à un angiosarcome de l'hypophyse. Revista critica di clinica medica, n° 33, 10 août 1900.

Patrick. — Tumor of the pituitary body successfully removed. American neurological assoc., the journ. of the nervous and mental diseases. XXXVII, n° 10, oct. 1910, p. 627.

Paviot et Beutter. — Acromégalie, splanchnomégalie, mort par asystolie, Soc. méd. Hôp. de Lyon., mai 1904. Lyon médical 1904, p. 1088.

Pechkranz. — Un cas de sarcome angiomatode de l'hypophyse. Neurolog. Centralbl. 1er mars 1899, p. 203.

Pel. — Berliner klin. Wochenschr. 1891, p. 53.

Percy Furnival. — Sur l'anatomie pathologique de l'acromégalie. Soc. de patholog. de Londres, 2 nov. 1897.

Pernet. — Tumeur de l'hypophyse associée à l'adipose cérébrale. Med. Report. 1909, vol. 76, p, 624.

Pernet. — Adiposité d'origine cérébrale. Transactions of the American Dermatological Assoc. 33e Congrès, Philadelphie, page 27, juin 1909.

Perry. — Une nouvelle forme d'acromégalie causée peut-être par des blessures. British Med. Journ, 30 déc. 1905.

Pervonschine et Favorsk. — Observation d'un cas d'acromégalie. Analys. in revue neurolog. 1900, p. 582 et 1899, p. 607.

Pfannenstil et Josefson. — Des symptômes et de l'anatomie pathologique de l'acromégalie. Hygiea 1899, n° 6, p. 596.

Pittaluga. — Sur une tumeur de l'hypophyse trouvée par Marguliès. Annal. del Instituto psychiatr. della R. Universit. di Roma, 1901-1902, p. 151.

Presbeanu. — De l'hypophyse dans l'acromégalie. Thèse de Paris 1899, avril, n° 217.

Rad. — Cerveau avec grosse tumeur kystique de l'hypophyse. Vereinsbeil. der Deutsch. mediz. Wochenschr. 1908, p. 1653.

Rad. — 1° Acromégalie , grosse tumeur kystique de l'hypophyse. 2° Acromégalie avec énorme adiposité. Munchner mediz. Wochenschr. 1908, p. 2018.

RANZI. — Tumeur de l'hypophyse enlevée par la voie nasale. Soc. Imperio-Royal des médecins de Vienne, 27 mai 1910.

RATH. — Groef's Arch. Bd. 34. Abt. 4., p. 81, 1888.

RAYMOND. — Sur un cas de tumeur de la base de l'encéphale. Clinique sur les maladies du système nerveux. 5e série, p. 139.

RAYMOND. — Bull. de la Soc. Anat., juillet-octobre 1892.

REGNAULT. — Dilatation de la fosse pituitaire sans acromégalie. Bull. de la Soc. Anat., 1897, p. 886.

RENON et GERAUDEL. — Etude anatomo-pathologique d'un cas de syndrome polyglandulaire ovaro-thyro-hypophysaire. Soc. Méd. des Hôp. 1911, 9 juin.

ROUSSY et AMEUILLE. — Revision du périthéliome, Assoc. française du cancer, 20 fév. 1911.

ROUSSY et AMEUILLE. — Périthéliome. Assoc. française pour l'étude du cancer, 16 janv. 1911.

SAINTON et RATHERY. — Myxoedème et tumeur de l'hypophyse. Contribution à l'étude des insuffisances pluriglandulaires. Bull. Soc. Méd. Hôp., mai 1908, p. 647.

SANDRI. — Tumeur adénomateuse de l'hypophyse, sommeil pathologique, absence de manifestations acromégaliques. Revista di pathol. nerv. e ment. 1909, p. 289.

SARBO. — Neurolog. Centralbl. 1893.

SAUNBY. — Britsh med. journ. 1889., p. 220.

SCHLESINGER. — Praeparat eines tumors der hypophysis bei akromegalie. Wiener klin. Wochenschr. 1907, p. 206.

SCHLESINGER. — Tumeur de l'hypophyse dans l'acromégalie. Neurolog. Centralbl. 1908, p. 353.

SCHLOFFER. — Ablation d'une tumeur de l'hypophyse par voie nasale. Centralbl. f. Chirurg. Leipzig, 27 juillet 1907. Wiener klin. Wochenschr. sept. 1907, p. 621-670, 1075.

SCHMIDT. — Ergebnisse d. allg. Pathol. Von Lubarsch und Ostertag.

SCHNITZLER. — Symptomatologie des tumeurs hypophysaires. Deutsche Zeitschrift f. nervenheilkunde. Bd. 41, h. 4-6, 1911.

SCHOENEMANN. — Hypophyse et thyroïde. Virchows Archivs. 1892, Bd. 9, folge, 12, p. 310.

FERRUCIO SCHUPFER. — Pathogénie de l'acromégalie. Annali di Medicina Navale, an IV, juillet 1898, p. 688.

SCHUSTER. — Troubles psychiques dans les tumeurs cérébrales, Stuttgard 1902.

SHOEMACKER. — Adéno-carcinome du corps pituitaire. Arch. of ophtalmology, mars 1900, p. 128.

SMOLER. — Opération des tumeurs hypophysaires par la voie nasale. Wiener klin. Wochenschr, oct. 1909, p. 1488.

SOCA. — Sur un cas de sommeil prolongé pendant sept mois par tumeur de l'hypophyse. Nouv. Iconog. Salpêtr., mars 1900, p. 101.

SOMMER. — Tuberculose de l'hypophyse. Zeitschrift f. Laryngology und Rhinology, 1909, 2, p. 355.

STARCK. — Un cas d'acromégalie typique. Munchn. Mediz. Wochenschr 1907, p. 2013.

STARCK. — Les tumeurs de l'hpyophyse. Congrès annuel des Neurologistes allemands. Heidelberg, oct. 1908.

STERNBERG. — In traité de pathol. de Nothnagel 1897.

STEWART. — Tumor involving the hypophysis. Boston Med. journ. 1899, n° 21, p. 501.

STEWART. — Quatre cas de tumeur de la région de l'hypophyse. Review of Neurology and psychiatry, avril 1909, vol. 7, p. 225.

STOLPE. — Deutsch. Mediz. Wochenschr. 1904, p. 686.

STRADA. — Contribution à la connaissance des tumeurs de l'hypophyse et de la région hypophysaire. Virchows Archivs 1911, h. I, p. I, 5 janv.

STRAUSSLER. — Symptomatologie et anatomie des tumeurs du conduit hypophysaire, arbeit. aus der deutsch. psych. univ. Klinik in Prague 1908, Berlin. Karger.

STROEBE. — Sur une gomme de l'hypophyse. Beit. zur patholog. anatomie und allg. patholog. Bd. 73, h. 3, 1905.

STRUMPELL. — Castration ovarienne double, obésité, diabète, troubles cérébraux, tumeur de l'hypophyse. Deutsch. Zeich. f. nerv. Leipzig 1897, t. 11, p. 51.

STUMME. — Acromégalie et glande pituitaire. Arch. f. klin. chirur. Bd. 87, p. 437, 1908.

TAMBURINI. — Contribution à la pathogénie de l'acromégalie. Congrès intern. de Rome 1894.

TAMBURINI. — L'acromégalie. Congrès intern. de Neurolog., de psychiatr., d'électr. et d'hypnolog. Bruxelles sept. 1897.

TAYLOR et WATERMAN. — Tumeur de la région de l'hypophyse. Boston med. journ. 6 nov. 1902.

THALLMAYR. — Contribution à l'étude des tumeurs de l'hypophyse. Inaugural dissertation, Erlangen, avril 1901.

THOINOT et DELAMARE. — Cancer du sein avec métastases à l'hypophyse, à la base du crâne, dans les os du crâne et dans le fémur droit. Soc. méd. des Hôp. 4 déc. 1903, Bull. p. 1366.

THOMSON. — Tumeurs de corps pituitaire. Arch. Middlesex Hosp., 1909, 14, p. 31.

TIKHOMIROFF. — Etude anatomo-pathologique d'un cas d'acromégalie. Presse Méd. 1896, 26 août.

TOUCHE. — Tumeur de la tige pituitaire. Bull. Soc. anatom. Paris. 1902, p. 217.

TOURNEUX. — Base cartilagineuse du crâne et organes annexes. Toulouse 1911.

TURNER. — Un cas d'abcès du corps pituitaire probablement de nature gommeuse. Review of Neurology and Psychiatry, 8, p. 344.

UTHOFF. — Démonstration eines hypophysistumors. Med. sektion der schlesischen Gesellschaft f. vaterlandische kultur zu Breslau, 16 juillet 1909. — Berliner klin. Wochenschr, 9 août 1909, p. 1508.

UTHOFF. — Congrès de physiologie d'Heidelberg, 1907.

VASSALE. — L'hypophyse dans le myxoedème et dans l'acromégalie. Revista sperimentale di freniatria e med. leg. di alien. ment. août 1902, p. 25.

VIGOUROUX et DELMAS. — Infantilisme et insuffisance diastématique. Soc. Anat. nov. 1906. Bull. p. 686. Nouv. Iconog. Salpêtr. mai-juin 1907, p. 238.

VIGOUROUX et LAIGNEL-LAVASTINE. — Epithélioma primitif du lobe antérieur du corps pituitaire. Soc. anat., avril 1902. Bull. Soc. anat., p. 347.

WADDEN. — Notes cliniques sur un cas de tumeur du corps pituitaire. The Lancet, avril 1893, p. 921.

WADSWORTH. — Boston med. and Surg. journ. 1885, p. 5.

WALTON et CHENET. — Tumeur du corps pituitaire. The journ. of nervous and mental diseases, 1899, vol. 26, v. 490.

WEICHSELBAUM. — Lipomes du lobe postérieur de l'hypophyse. Virchows Archivs 1879 Bd. 75. p. 444.

WIDAL, ROY et FROIN. — Un cas d'acromégalie sans hypertrophie du corps pituitaire avec formation kystique dans la glande. Rev. de Méd., 10 avril 1906, p. 313.

WILLIAMS. — Simulation de quelques-uns des symptômes of primary amaurotic idioty par une tumeur de l'espace-inter-pédonculaire. Rep. Soc. study, dis. child, 1908. VIII, 18.

WILLIGE. — Myxoedème et tumeur de l'hypophyse. Verein der aerzte in Halle, 6 juillet 1910.

WILLS. — Brain journ. of neurolog. 1892, t. 15, p. 465.

WINDENBURG. — Versammlung des Vereins der Irrenaerzte. Niedersachsen und Westphal. in Hanovr. 7 mai 1910. — Neurolog. Centralbl. 1910, p. 838.

WOLF. — Tumeur de l'hypophyse sans acromégalie. Zieglers beitr. 1893 Bd. 13, p. 629.

WOOD. — Gomme de l'hypophyse. The journ. of the American med. assoc. 1909, 27 fév., vol., 52, p. 700.

WURMBRAND. — Examen histologique de trois cas opérés d'acromégalie avec tumeur hypophysaire. Zieglers beitr. z. patholog. anat. und allgem. patholog. 1909. h. I. Bd. 47, p. 187.

ZAK. — Obésité, troubles oculaires, tumeur de l'hypophyse. Wiener klin. Rundschau 1904, p. 165, nos 10 et 11.

ZOELLNER. — Un cas de tumeur hypophysaire. Neurolog. Centralbl. 1907. p. 1143.

ZOOLLNER. — Un cas de tumeur de la base à point de départ dans l'hypophyse. Arch. f. psychiatr. 1908, t. 44, p. 815.

ZUCKERMANN. — Uber ein Knochenhaltiges lipom am tuber cinereum. Virchows Archiv 1911, p. 157 et 161, n° 1 et 2.

❀ ❀ ❀

B. — Travaux concernant les autres parties (clinique, physiologie pathologique, etc.)

ABBÉ. — Tumeur du corps pituitaire avec symptômes d'acromégalie. Soc. des Praticiens de New-York, 6 déc. 1907. Med. Record. 1907, vol. 72. p. 1080.

ACHARD et LOEPER. — Gigantisme, acromégalie et diabète. Nouv. Iconog. Salpêtr. 1900, p. 398.

ALESSANDRI. — Acromégalie avec pouls lent permanent et énorme hypertension artérielle. Il policlinico juillet 1908, p. 913.

ALLARIA. — Rapports entre l'acromégalie et le myxoedème. Revista critica di clinica medica, fév. 1902, p. 80.

ALQUIER. — Sur les modifications de l'hypophyse après extirpation de la thyroïde ou des surrénales chez le chien. Journ. de Physiol. et de Patholog. générale, 1907, p. 492.

ALQUIER. — Etat de quelques glandes à sécrétion interne après castration ovarienne chez une femme. Gaz. Hôp. 1910, p. 855.

ANCIANO. — Trophoedème chronique pseudo-éléphantiasique chez un nègre acromégalique. Revista medica Cubana, juillet 1906.

APERT et PORAK. — Tumeur de la glande pinéale chez une obèse, atrophie mécanique de l'hypophyse, reviviscence du thymus. Soc. de Neurolog., 9 mars 1911. Rev. Neurolog, p. 388.

HARUJIRO ARAI. — Le contenu du canal crânio-pharyngien. Anat. Hefte abt. 1. Bd. 33, 1907.

GUIDO ARENA. — Contribution à l'étude de la formation dite hypophyse pharyngée chez l'homme. Riforma medica 1910, sept. p. 1078.

ARNAULD. — Sur un cas de maladie de Little avec le syndrome acromégalie abortive. Clinica medica italiana 1899, p. 577.

ARNEIL. — Un cas d'acromégalie. Univ. Colorado, med. Bull. 1907, IV, 37.

ARNOLD. — Nouvelle contribution à l'étude de l'acromégalie. Archiv. f. patholog. anat. und physiolog. und f. klin. mediz. Bd. 135. 10 janv. 1894.

ASCENZI. — Hypophysectomie. Rivista di patholog. nerv. 1910. 15. fasc. 12.

ASCHNER. — Extirpation de l'hypophyse chez l'animal. Gesellschaft der aerzte in Wien, 3 déc. 1909. Wiener mediz. Wochenschr. 1909, p. 2917.

ASCHNER. — Troubles consécutifs à l'extirpation de l'hypophyse. 39e Congrès de la Soc. allemande de chirur. Berlin, mars-avril 1910. Neurolog. Centralbl. 1910, p. 446.

AUDENINO. — Contribution à l'étude de l'acromégalie. Gaz. med. italiana, avril 1906. p. 152 et 162.

AUERBACH. — Association d'acromégalie et de myxoedème. Wiener klin. Rundschau, 1905, p. 85.

AUSTONI et TEDESCHI. — Effets des extraits de glandes surrénales et d'hypophyse sur le sang. Académie médical. de Padoue. 20 janv. 1909. Il policlinico, avril 1910.

AXENFELD. — Acromégalie et troubles visuels. Munchn. mediz. Wochenschr. 1907, p. 2501.

AZAM. — Sur un syndrome d'insuffisance hypophysaire au cours des maladies infectieuses. Thèse de Paris, 1907.

BABES. — Anomalie congénitale de la tête déterminant une transformation symétrique des quatre extrémités. Académie des Sciences, 25 janv. 1904.

BABONNEIX. — Déformations du type acromégalique chez un jeune homme de 17 ans. Gaz. des Hôp. 1911, 22 juin.

BABONNEIX et PAISSEAU. — Sur quelques cas d'obésité infantile. Gaz. des Hôp. 1910, p. 1431, 13 sept.

BABONNEIX et PAISSEAU. — Contribution à l'étude de l'acromégalie infantile. Gaz. des Hôp. 1910, p. 837, 24 mai.

BAILEY. — The Philadelph. med. journ. 1898, p. 789.

BALLARD. — Acromégalie. The medic. and surgic. Reporter 1895, p. 591.

BALLET. — Sur un cas d'association de gigantisme et de goitre exophtalmique. Soc. Neurolog. 1905. Rev. Neurolog., p. 131.

BARATOZZI. — Contributo allo studio nel ricambio nell' acromegalia. Atti della Accad. scient. Veneto. Trentino, istriana, 1907, p. 44.

BARNABO. — Sur l'hypertrophie compensatrice de l'hypophyse cérébrale. Bull. Soc. Zoolog. ital. 1907, p. 159.

BARROS. — Des psychoses et des névroses au cours de l'acromégalie. Thèse Paris, juillet 1908, n° 440.

BASSOC. — Un cas de gigantisme avec léontiasis ossea. Transactions of the Chicago patholog. Soc. 9 mars 1903.

BAUER et GY. — Gomme de la protubérance chez un myxoedémateux amaurotique acromégale, mort de pleurésie putride. Rev. Neurolog. oct. 1909, t. 2, p. 1257.

BÉCLÈRE. — Les rayons de Roentgen dans le diagnostic et le traitement des tumeurs hypophysaires du gigantisme et de l'acromégalie. Soc. de Radiolog. méd. de Paris, 11 janv. 1910. Bull., janv., n° 1.

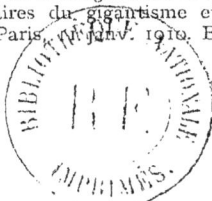

BÉCLÈRE. — Le radio-diagnostic de l'acromégalie. Presse méd., déc. 1903, p. 845.

BÉCLÈRE. — La radiographie du crâne et le diagnostic de l'acromégalie. Soc. méd. des Hôp., 1902, p. 1060.

BÉCLÈRE. — Le traitement médical des tumeurs hypophysaires du gigantisme et de l'acromégalie par la radiothérapie. Soc. méd. des Hôp., 12 fév. 1909.

BÉCLÈRE et JAUGEAS. — Indications et contre-indications de la radiothérapie dans le traitement des tumeurs hypophysaires du gigantisme et de l'acromégalie. 3e Congrès intern. de physiothérapie, Paris, mars-avril 1910.

BEDUSCHI. — Sur un cas d'acromégalie avec ostéoarthropathie et paraplégie. Nouv. Iconog. Salpêtr. 1907, p. 443.

BERGER. — Obésité, troubles cérébraux et spinaux, troubles oculaires, atrophie génitale, tumeur de la région hypophysaire. Zeitschrift. f. klin. mediz. 1902, t. 4, p. 448.

BERGLUND. — Un cas d'acromégalie. Hygiea 1907, 2 f. VII, 899.

VON BERGMANN. — Der Stoff und energieumsatz beim infantilem myxoedeme und bei adipositas universalis. Zeitschrift f. experiment. pathologie 1909, Bd. 5, p. 646.

BERLINER. — Atrophie optique dans le myxoedème. Dissertation inaugurale Fribourg i. B. 1909.

BERNHARDT. — Contribution à la symptômatologie et au diagnostic des tumeurs cérébrales. Berlin 1881.

BERTOLANI. — Contribution à l'étude de l'infantilisme sexuel par lésions cérébrales. Rivista spiramentale e Freniatria, 1908, 34. p. 543.

MARIO BERTOLOTTI. — Contribution à l'étude du gigantisme acromégalo infantile. Nouv. Iconog. Salpêtr. 1910, p. I.

BIBERGEIL. — Zur Kasuistik des angeborenen riesenwuchses. Charité-annalen, Bd. 33, 1909, p. 744.

BIEDL. — Les secrétions internes. Urban et Schwartzenberg. Berlin 1901.

BENDO DE VECCHI et BOLOGNESI. — L'hypophyse dans les processus tuberculeux. Soc. méd. de Bolognesa, 27 juin 1905.

BIRO. — Sûr les tumeurs du système nerveux et leur traitement. Premier Congrès Polonais Neurolog. et psychiatr. Analyse in Jahresbericht. 1909., p. 515.

BLUMENTHAL. — Beitrag zur lehre von gekreuzten Riesenwuchs. Inaug. dissertation. Leipzig., nov. 1909.

BONNES. — Considération sur deux cas d'acromégalie. Thèse de Bordeaux. 1906-1907.

BORCHARDT. — Fonctions et maladies fontionnelles de l'hypophyse. Ergebnisse der inneren medicin, und kinderheilkunde. 3e vol.

BORCHARDT. — La glycosurie hypophysaire et son rapport avec le diabète dans l'acromégalie. Zeitschr. f. klin. medicin. 1908. Bd. 66, p. 332.

BRAUN. — Mise à nu de la partie centrale de la fosse crânienne moyenne, et de l'hypophyse. Deutsche Zeitschr. f. nervenheilk. 1907. Bd. 87, p. 130

BREITNER. — Diagnostic des tumeurs de l'hypophyse. Virchows archiv. 1883. Bd. 93.

BRETON et MICHAUT. — Deux cas d'acromégalie. Gaz. Hôp. 1900, p. 1517.

BRISSAUD et MEIGE. — Gigantisme et acromégalie. Journ. de Méd. et de chirur. pratiques, 1895, 25 janv., p. 49.

BRISSAUD et MEIGE. — Un cas de gigantisme infantile. Rev. Neurolog. 1904, p. 191.

BRISSAUD et MEIGE. — Type infantile du gigantisme. Nouv. Iconog. Salpêtr. 1904, p. 165.

BRISSAUD et MEIGE. — Deux cas de gigantisme suivis d'acromégalie. Nouv. Iconog. Salpêtr. 1897.

BROC. — Lymphosarcome des ganglions cervicaux, métastases intracrâniennes, destruction de l'hypophyse et du corps du sphénoïde. Annales des maladies de l'oreille, du larynx, du nez et du pharynx. XXV, 7 juin, p. 691.

BUDAY et JANCTO. — Un cas de gigantisme pathologique. Deutsche arch. f. klin. medicin. 1898, p. 385.

BURCHARD. — Acromégalie et myxoedème. St. Pétersbourg medicin. Wochenschr. 44, 1901. Analyse in revue Neurolog. 1902.

BURNIER. — Tumeur de l'hypophyse et infantilisme. Soc. d'Ophtalmol. 1911, 4 avril.

BUSSANO. — Contribution à la physiopathologie de l'hypophyse. Tommasi 1910, p. 548.

BYCHOWSKI. — Gazetta lekarska. Analyse in Jahresbericht, 1909.

CAGNETTO. — Hypophyse et acromégalie. Archivio per le science mediche 1907, 31, p. 80.

CAGNETTO. — Altérations de la moelle épinière dans un cas d'acromégalie. Rivista speriment. di freniatria, sept. 1904, vol. 30, p. 267.

CALABRESI. — Un cas de gigantisme. Acad. des Sciences méd. et naturelles de Ferrare, 8 juillet 1909.

CALDERARRA. — Myxoedème par atrophie de la thyroïde avec hypertrophie de la pituitaire. Arch. italiennes de biologie 1908, t. 50, p. 190.

CANGE. — Acromégalie et cécité. Arch. générales de méd. 1905, p. 2575.

CANTINEAU. — Acromégalie associée au myxoedème. Journ. de Méd. de Bruxelles 1908, 13.

CANTONNET. — Troubles visuels par tumeur hypophysaire sans acromégalie, traitement radiothérapique. Soc. d'Ophtal. de Paris, 6 déc. 1910.

CARMODII. — Un cas d'acromégalie. The Lancet 1909, I, p. 1599.

CARNOT. — Opothérapie, 1 vol. 1911, Baillière.

CARUETTE. — Les dystrophies du cartilage de conjugaison, dans leurs rapports avec la croissance générale du squelette. Thèse de Paris, 14 janvier 1904, n° 137.

CASELLI. — Hypophyse et glycosurie. Rivista speriment. di freniatria et méd. lég. des Alién., 15 avril 1900, p. 120.

CASELLI. — Influence de l'hypophyse sur le développement de l'organisme. Rivista speriment. freniatria et méd. lég. di alien., 15 avril 1900.

CASELLI. — Les rapports fonctionnels de la glande pituitaire avec l'appareil thyro-parathyroïdien. Rivista speriment. di freniatr. e med. légale des alién., juillet 1900, p. 468.

CASSIRER. — Tumeur de l'hypophyse diagnostiquée par la radiographie. Soc. psychiatr. et Neurolog. de Berlin, 13 nov. 1899. Arch. f. psych. 1901, 34.

CASTIGLIONI. — Un nouveau cas d'acromégalie amélioré par l'Opothérapie hypophysaire. Gazetta medica italiana, 1905, p. 111.

CERIOLI. — Gynecomastie primitive et secondaire et altération des testicules, de l'hypophyse et des organes génitaux. Gazetta degli ospedali 1908.

CERLETTI. — Nouvelles recherches sur les effets des injections de suc d'hypophyse et d'autres sucs organiques sur l'accroissement du corps. Arch. ital. Biolog. 20 avril 1907.

CHACE. — Un cas d'acromégalie. Post. graduate XXIV, 492.

CHASSEL. — Un cas de gigantisme partiel. KK. gesellschaft der aerzte in Wien, 8 juin 1909.

CIAURI. — Physiopathologie de la glande pituitaire. Riforma medica, 8 juin 1901, p. 685.

CICATERRI. — Sur une tumeur parahypophysaire. Rivista di pathologia nervosa e mentale, juillet 1907, vol. 12. p. 321.

CIMORONI. — Sur l'hypertrophie de l'hypophyse cérébrale chez les animaux thyroïdectomisés. Arch. ital. Biolog. 1907, p. 387.

CITELLI. — Hypophyse pharyngée. Communication au Congrès intern. de Budapest. Section d'oto-rhino-laryngologie, août 1909.

CIVALLERI. — L'hypophyse pharyngienne chez l'homme. Compte-rendu de l'Association des anatomistes, Marseille 1908.

CLAUDE. — Syndrome d'hyperfonctionnement des glandes vasculaires sanguines chez les acromégaliques. Soc. de Biolog., 28 oct. 1907, p. 1587.

CLAUDE. — Acromégalie sans gigantisme. Encéphale, 1907, mars, p. 295.

CLAUDE et SCHAEFFER. — Adiposité et lésions hypophysaires dans un cas de tumeur du corps calleux sans apraxie. Amélioration notable mais temporaire par la trépanation décompressive. Journ. de Physiologie et de Patholog. générale 1911, 15 mai, n° 3, p. 406.

CLUTTON. — Hypertrophie congénitale ou croissance gigantesque des pieds. Clinical Soc. of London, 22 mars, 1907.

COMTE. — Contribution à l'étude de l'hypophyse même et de ses relations avec le corps thyroïde. Thèse Lausanne, 1898.

LEWIS CONNER. — Tumeur mélanique de l'œil et tumeur mélanique du foie, avec symptômes d'acromégalie. Med. record. 1908. 30 mai , p. 921.

COOPER. — Acromégalie. British med. journ. 1909, I, p. 466.

HYGHAM COOPER. — Acromégalie à un stade avancé. Proceedings of the Royal Society of the medic. mars 1909, p. 120.

CORDOVA. — Troubles psychiques liés aux altérations des glandes à sécrétion interne. Archives de psychiatrie et de criminologie. Buenos-Ayres, 1908, p. 703.

CROSS. — Hypopituitarisme. New-York med. journ, 15 oct. 1910, p. 771.

CROSS. — Un cas d'acromégalie observé pendant 5 années avec schéma des champs visuels. Brain 1902, p. 341.

CRZELLITZER. — Tumeur de la région hypophysaire avec troubles visuels non-habituels. Berliner klin. Wochenschr. mai 1909, p. 921.

CRZELLITZER. — Démonstration eines falles von durch Rontgenuntersuchung festgesteller Veranderung an der sella turcica, Berliner klin. Wochenschr fév., 1909, p. 322.

CUSHING. — L'hypophyse cérébrale, aspects cliniques d'hyper et d'hypo-sécrétion de la glande. American med. assoc. atlantic city. 11 juin 1909, Med. record. juin 1909, p. 1079.

CUSHING. — Infantilisme sexuel avec atrophie optique dû à une tumeur de l'hypophyse. Journ. of. nervous and mental diseases nov. 1906. n° 11.

CUSHING. — Les fonctions du corps pituitaire. American journ. of the med. sciences. avril 1910, p. 473.

REFORD et CUSHING. — La glande pituitaire est-elle essentielle au maintien de la vie. Bull. John Hopkins Hospital, avril 1905, p. 105.

CROWNE, CUSHING et HOMANS. — Experimentale hypophysectomy. Bull. of John Hopkins Hospital, mai 1910, p. 127.

CUSHING. — Congrès intern. de Budapesth, août 1909.

CUSHING. — La fonction de l'hypophyse. The American Journ. of the med. science, avril 1910, p. 473.

CUSHING. — Hypophysectomie partielle pour acromégalie. Annals of surgery, 6 déc. 1909. vol. L. p. 1002.

CUSHING. — Chirurgie hypophysaire. Journ. of the American med. assoc. vol. LIII. 24 juillet 1909, p. 249.

DE CYON. — Traitement de l'acromégalie par l'hypophysine. Académie de Méd. 22 nov. 1898.

NORMAN DALTON. — Myxoedème, tumeur de l'hypophyse. The Lancet, nov. 1897, p. 1190.

DANLOS, APERT et LEVY FRANKEL. — Cyphose hérédo-familiale à début précoce. Anomalies multiples (mamelons surnuméraires, incisives de 3e dentition, acromégalo-gigantisme) chez plusieurs membres de la famille. Bull. Soc. med. Hôp. 1909, p. 653, mars.

DEBOVE. — Du diabète hypophysaire. Journ. des Praticiens, 12 déc. 1908. p. 803.

Dictionnaire DECHAMBRE. — In tumeurs cérébrales.

Arthur DELILLE. — L'hypophyse et la médication hypophysaire. Thèse Paris, mai 1909.

DEMETS. — Les symptômes oculaires dans le myxoedème. Journ. de Méd. de Bruxelles, 1908, p. 425.

DENTI. — L'acromégalie dans ses rapports avec l'organe de la vision. Annali di ottalmologia 1896, fasc. 6.

DERCUM. — Deux cas d'acromégalie avec remarques sur la pathologie de cette affection. The American journ. of the med. science, mars 1893, n° 251, p. 258.

DERCUM. — Tabes associé à des troubles trophiques simulant l'acromégalie. The journ. of nervous and mental diseases, août 1908, p. 507, vol. 35.

DESCARPENTRIES. — Un cas d'acromégalie. Echo méd. du Nord, 1908, p. 14.

DIETRICH. — Un cas d'acromégalie. Vereinsbeil. der Deutschen mediz. Wochenschr 1908, p. 1489.

DIETRICH. — Altérations osseuses et articulaires dans l'acromégalie. Centralbl. f. allgem. pathol. und patholog. anat. juin 1909, p. 487.

DOCK. — Le corps pituitaire. Acromégalie. Mod. medic (osler), 1909, VI, p. 463.

DORTH. — Contribution au diagnostic de l'acromégalie. Inaugural dissertation Giessen 1909.

DOURDOUFI. — Contribution à l'étude des nerfs trophiques, quelques remarques sur la nature de l'acromégalie. Gaz. de Botkine, 1894, n° 21, analyse in Rev. Neurolog. 1894.

DOWLING. — Anciens géants médicaux de France.

DREIFUSS. — Gigantisme partiel congénital. Munchner mediz. Wochenschr, p. 2197, 1909.

DUCATI (CAVALLIERI). — Etude du sang dans l'acromégalie. Gazetta degli ospedali e delle cliniche, 1904, p. 1535.

DUCHESNEAU. — Contribution à l'étude anatomique et clinique de l'acromégalie et en particulier d'une forme amyotrophique de cette maladie. Thèse de Lyon, déc. 1891.

DUMONT, CAILLIAU et CARIANOPOL. — Adénome des capsules surrénales. Soc. anat. 7 avril 1911.

DUNAN. — Rôle de l'hypophyse dans la nutrition. Presse Méd. 19 avril 1911, p. 133.

DUPUY-DUTEMPS et LEJONNE. — Réaction hémiopique de Wernicke dans un cas d'acromégalie. Soc. Neurolog. 4 juillet 1907. Rev. Neurolog., p. 757.

DURANTE. — Hypophysectomie par une voie nouvelle. Académie méd. de Rome, 9 avril 1910.

EASON. — Dystrophie adiposo-génitale de Froehlich. Opothérapie pituitaire. Review of Neurology and psychiatry, août 1910, p. 474.

EGER. — Forme mixte de gigantisme et d'acromégalie. Vereinsbeil der Deutschen medicin. Wochenschr 1907, p. 2197.

EICHHORST. — Acromégalie chez un homme de 64 ans. Soc. des Méd. de Zurich. Correspondenz-blatt. f. Schweizeraerzte, 10 mai 1910, p. 457.

EISELSBERG. — Tumeur de l'hypophyse. Wiener klin. Wochenschr 1908, p. 136.

EISELSBERG. — Tumeur de l'hypophyse opérée. Wiener klin. Wochenschr. 25 fév. 1909, p. 287.

EISELSBERG. — Deux cas de tumeur de l'hypophyse opérés. Gesellsch. fur morphologie und physiolog. zu Munchen 16 fév. 1909.

EISELSBERG. — Opération sur l'hypophyse. Annals of surgery, juillet 1910, p. I.

EISELSBERG. — Blessure du cerveau dans la région de l'hypophyse sans trouble nerveux. Wiener klin. Wochenschr. 1909, p. 547..

EISELSBERG. — Un cas d'acromégalie. Wiener klin. Wochenschr. 1907, p. 1559.

ENGEL. — Inaug. dissertation. Vienne, 1839.

ENGELEN. — Maladie de Marie. Aerztliche Rundchau 1907, p. 97.

ENGERRAND. — Les variations de la taille humaine, le giganto-infantilisme et l'acromégalie. Mémoire Soc. Cient. Antonio Alzati Mexico. 1908, p. 261.

ERDHEIM et STUMME. — Sur les altérations de l'hypophyse humaine pendant la grossesse. Centralbl. f. chirurg. 29 août 1909, p. 70.

ESTRANGE. — Un cas d'acromégalie. Australasian med. Gaz. 1908, p. 173.

EWALD. — Tumeur hypophysaire avec réflexion sur la signification biologique de l'hypophyse. Munchner medicin. Wochenschr, 1908, p. 1853. Wiener medicin Wochenschr, 1909, p. 173.

EXNER. — Contribution à la pathologie et à la pathogénie de l'acromégalie. Mitteilung aus dem grenzgeb. der medic. und chirurg. 1909, Bd. 20, p. 620. Analyse in Jahresbericht, 1909, p. 743.

EXNER. — Contribution à la pathologie de l'hypophyse. Centralbl. f. chir. nov. 1909. p. 1621.

EXNER et BOESE. — Extirpation expérimentale de la glande pinéale. Neurolog. Centralbl. juillet 1910, p. 754.

EXNER. — Sur les transplantations de l'hypophyse et l'action de son hypersécrétion expérimentale. Deutsch. Zeitschrift. f. chirurg. 1910, 107, p. 172.

EXNER. — Sur l'action de l'implantation hypophysaire. Centralbl. f. physiolog. 1910, p. 387.

EXNER. — Cas d'acromégalie. Wiener klin. Wochenschr. 1908, p. 1684.

FALKENHEIM. — Sur le gigantisme partiel. 82e Versammlung Deutsch. naturf. und aerzte, Koenisberg, 19 sept. 1910.

FALTA. — Sur les rapports réciproques des glandes à sécrétion interne. Soc. imperio-royale des Médecins de Vienne. 2 juillet 1909 et 17 déc. 1909.

FARNARIER. — Acromégalie et dégénérescence mentale. Nouv. Iconog. Salpêtr., sept. 1899, p. 398.

FAURBYC. — Un cas de maladie de Dercum. Hospitalstidende. 1908, p. 796. Analyse in Rev. Neurolog. 1909, t. 2. p. 1392.

FAVORSKI. — Du traitement de l'acromégalie. Analyse Rev. Neurolog. 1900.

FAVRE. — Acromégalie avec hypertrophie du corps pituitaire et diabète concomitant. Loire médicale, mai 1904.

FEIN. — Opération sur l'hypophyse. Wiener klin.Wochenschr. 1910, p. 1035.

FEINDEL. — Le gigantisme chez l'homme. Rev. gén. des Sciences, fév. 1903.

FERRAND. — Un nouveau cas d'acromégalie avec autopsie. Soc. Neurolog. 1901.

FERRIER. — Acromégalie. Practitionner 1910. 84 n° 1.

FICHERA. — Sur l'hypertrophie de la glande pituitaire consécutive à la castration. Arch. ital. de Biolog. sept. 1905. 63, p. 405.

FICHERA. — Hypophyse et castration. Il policlinico août 1910, p. 333.

FICHERA. — Sur la destruction de l'hypophyse. Recherches expérimentales. La sperimentale, 1905, 59, p. 739.

FINZI. — Acromégalie. Riforma medica 1901, avril 2, p. 254.

FISCHER. — Rheinische Westphalische gesellschaft f. innere medicin in Munchner mediz. Wochenschr 1905, n° 13.

FLATAU. — Un cas de tumeur dans la région de la selle turcique. Gazetta lekaska, 1907. Analyse in Jahresbericht 1907, p. 610.

FLATH. — Gigantisme partiel, Vereinsbeil. d. Deutsch. mediz. Wochenschr. 1907, p. 1886.

FOURNIER. — Acromégalie et troubles cardio-vasculaires. Thèse Paris 1896.

FRAIKIN. — Acromégalie coexistant avec un goitre exophtalmique. Journ. de Méd. de Bordeaux. 31 juillet 1898.

FRANCHINI. — Contribution à l'étude de l'acromégalie. Rivista sperimentale di Freniatria, déc. 1907, 33, p. 888.

FRANCHINI. — Contribution à l'étude chimique et histologique du sang dans l'acromégalie. Berliner klin. Wochenschr. sept. 1908, p. 1636.

FRANCHINI et GIGLIONI. — Encore sur l'acromégalie. Notes cliniques. Nouv. Iconog. Salpêtr. 1908, p. 324.

FRANCHINI. — Les fonctions de l'hypophyse et les effets de l'injection de son extrait chez les animaux. Berliner klin. Wochenschr. avril 1910, p. 613, 670, 719.

FRANCHINI. — Atrophies osseuses et altérations de la selle turcique dans l'acromégalie. Rivista critica di clinica medica, 1909.

FUCHS. — Diagnostic précoce des tumeurs de l'hypophyse. Wiener klin. Wochenschr. 1903, p. 151.

FUCHS. — Le diagnostic des tumeurs de l'hypophyse, Jahrbucher. f. psychiatrie 1905, 26, p. 230.

FUMAROLA. — Contribution à l'étude clinique du syndrome de Dercum. Rivista di pathologia nervosa e mentale. nov. 1909, 14, p. 497.

GABAGLIO. — Syndrome de Flajani-Basedow associé avec un fait de maladie de Marie. Il Morgagni, 1909, 1, p. 151.

GANSER. — Cas d'acromégalie. Munchner. mediz. Wochenschr, 1908, p. 1851.

GARNIER et THAON. — Recherches sur l'ablation de l'hypophyse. Soc. de Biolog. 20 avril 1907.

GARRÉ. — Acromégalie, opération. Versammlung deutscher naturf. und aerzte in Koenisberg, sept, 1910. Analyse in Neurolog. Centralbl. 1910, p. 1231.

GEMELLI. — Les processus de la sécrétion de l'hypophyse des mammifères. Arch. per le scienz. mediche 1906, n° 27. Congrès des Naturalistes italiens, Milan sept. 1906.

GENTÈS. — Structure du lobe nerveux de l'hypophyse. Réunion biologique de Bordeaux. In C. R. Soc. Biolog. de Paris 1903, p. 1559.

GENTÈS. — Sur les rapports et la situation de la tige pituitaire. Gaz. hebd. des Sciences méd. de Bordeaux, 5 avril 1903.

GIBSON. — Acromégalie, radiographie. Acad. de méd. 22 mai 1900.

GIBSON. — Hypophyse et sa topographie. Quaterly Bull. of nothwesthern University med. school. juin 1910, 1.

GIESE. — Cas de tumeur hypophysaire avec manifestations acromégaliques. Saint-Pétersbourg mediz. Wochenschr. 1909, p. 551.

GIORDANI. — Sur le diagnostic des tumeurs de l'hypophyse par la radiographie. Thèse Paris, mars 1906, n° 189.

GIORGI. — Ovaires et hypophyse et fonction du corps jaune. Gynecologia 1906, p. 725.

GLOSER. — Virchows archiv. 1890. Bd. 122, p. 389.

Mme GOURFEIN-WELT. — Lésions oculaires dans le myxoedème spontané des adultes. Arch, ophtal. 1907, sept. p. 561.

GRAFTS. — Influence des glandes à sécrétion interne sur le métabolisme. The journ. of the American med. assoc. janv. 1908. vol. 50, p. 193.

GRAMEGNA. — Un cas d'acromégalie traité par la radiothérapie. Note clinique. Rev. Neurolog. 1909, t. I, p. 15.

GRAVES. — Sur le développement de fentes entre les dents. Signe diagnostic précoce et jusqu'ici peu connu d'acromégalie. Monatsschr. f. psych. und neurol. juillet 1904.

LYMANN GREENE. — Acromégalie associée avec des symptômes de myxoedème. New-York med. journ. oct. 1905, p. 846.

GREENE. — Un cas d'acromégalie présentant des symptômes intéressants. Journ. of the American med. assoc. 5 oct. 1901.

GRENET et TANON. — Acromégalie et diabète. Soc. de Neurolog. 1907. Rev. Neurolog., p. 84.

GRON. — Myxoedème et hypertrophie de l'hypophyse cérébrale. Norsk magazin f. logevidensk. 1894, p. 734. Analyse in rev. Neurolog. 1895.

GROVE. — Acromégalie et goître. Bull. John Hopkins Hospital, sept. 1910.

GUBIAN. — Bull. du Dispensaire de Lyon, 1891, n°s 16-18.

GUERRINI. — Sur une hypertrophie secondaire expérimentale de l'hypophyse. Contribution à la pathogénie de l'acromégalie. Rivista di pathologia nervosa e mentale. nov. 1904, p. 513.

GUERRINI. — Quelques recherches récentes sur la fonction de l'hypophyse. Arch. di physiologia, mars 1905.

GUERRINI. — Sur la fonction de l'hypophyse. Arch. ital. de Biolog. 10 mai 1905.

GUERRINI. — Hypophyse et pathologie de la nutrition. Il Tommasi, Naples, mars 1906, p. 209.

GUINON. — Revue générale sur l'acromégalie. Gaz. Hôp. 1889.

GUSSER. — Cas de gigantisme partiel. Chirurgica 1909, Bd. 26, n° 154.

GUTHRIE et D'ESTE EMERY. — Obésité précoce et pilosité précoce. Clinical Society of London, mai 1907.

HABERFELD. — Histologie du lobe postérieur de l'hypophyse.

HABERFELD. — Pathologie du canal crânio-pharyngien. Frankfurt. Zeitschr. f. patholog. 1910. IV, p. 96.

HAGEN. — Angeborener weich. riesenwuchs. Munchen mediz. Wochenschr. 1908, p. 2710.

HALLION et ALQUIER. — Modifications histologiques des glandes à sécrétion interne après ingestions prolongées d'extrait hypophysaire. Soc. de Biolog., 27 juin 1908.

HALLION et CARRION. — Sur l'essai expérimental de l'extrait opothérapique d'hypophyse. Soc. de Thérapeutique, 13 mars 1907.

HALMAGRAND. — Etat actuel de l'infantilisme. Thèse Paris 1907.

HANSELL. — Les symptômes oculaires dans un cas de tumeur du corps pituitaire. Annales d'ophtalmologie 1907, XVI, p. 93.

HART. — Un cas d'angiosarcome de la glande pinéale. Berliner klin. Wochenschr. 20 déc. 1909.

HARTWICH. — Un cas d'acromégalie. Inaugural dissertation, Leipzig, 1907.

HAYWOOD. — Un cas d'acromégalie. Homéopat. Eye, Ear, and Throat journ. 1907, p. 481.

D'ORSAY HECHT. — Cas d'affection hypophysaire avec manifestations d'acromégalie et infantilisme sexuel. Chicago neurolog. soc. 27 janvier 1910. The Journ. of nerv. and mental diseases, juin 1910, p. 386.

HEDDERICH. — Acromégalie. Munch. mediz. Wochenschr 1909, p. 2713.

HERRING. — Le développement de la pituitaire chez les mammifères et sa signification morphologique. Quaterly journ. of experimental physiol. vol. I, 1908, p. 161.

HERRING. — Hypophyse bei thyreopriven saugern, American journ. of anatomy, déc. 1908.

HERRING. — La structure histologique du corps pituitaire des mammifères. Quaterly journ. of experimental physiolog. 1908, 1, p. 121.

HESSE. — Examen radiologique du cas de Giese. Saint-Pétersbourg mediz. Wochenschr. 1909, p. 551.

HIGIER. — Un cas de troubles visuels par pseudo-acromégalie. Medycina 1909. Analyse in Jahresbericht, 1909, p. 744.

HILDESHEIMER. — Contribution à la connaissance de l'acromégalie avec considération spéciale sur l'atteinte des nerfs optiques. Inaugural dissertation. Fribourg, 1908.

HINSDALE (de Philadelphie). — Acromégalie, 1 vol. 1898.

HIRKPATRICK. — Un cas d'acromégalie. Indian med. gaz. déc. 1909, p. 457.

HIRSCH. — Nouvelle méthode de l'opération endo-nasale des tumeurs hypophysaires. Soc. imp.-royale des médecins de Vienne. 26 mars 1909. Wiener klin. Wochenschr. avril 1909, p. 473.

HIRSCH. — Méthode endo-nasale pour l'ablation des tumeurs de l'hypophyse. Journ. of the american med. assoc. 27 août 1910, vol. 55, p. 772.

HIRSCH. — Mise à nu d'une tumeur de l'hypophyse par voie endo-nasale. Soc. imperio-royale des médecins de Vienne. 17 juin 1910. Berliner klin. Wochenschr. 1910, p. 1645.

HIRSCH. — Tumeurs de l'hypophyse enlevées par la voie endo-nasale. Soc. imperio-royale des médecins de Vienne, 28 oct. 1910. Analyse in Presse médicale, 1910, p. 939.

HIRSCH. — Tumeur hypophysaire opérée par la voie endo-nasale. Soc. imperio-royale des médecins de Vienne, 8 avril 1910. Wiener klin. Wochenschr. 14 avril 1910, p. 563.

HIRSCH. — Extirpation des tumeurs de l'hypophyse par voie endo-nasale. Soc. imperio-royale des médecins de Vienne, 13 janv. 1911.

HOCHENEGG. — Un cas d'acromégalie. Wiener klin. Wochenschr. 1908, p. 409.

HOCHENEGG. — Un cas d'acromégalie. Wiener klin. Wochenschr. 1908, p. 409.

HOCHENEGG. — Acromégalie guérie par l'ablation de l'hypophyse. Congrès de la Soc. allemande de chirurg. 21-24 avril à Berlin. Thérapie der gegenwart, mai 1908.

FRANKL-HOCHWART et FROEHLICH. — Hypophyse et système nerveux sympathique. Arch. f. experim. pathol. 1910. LXIII.

FRANKL-HOCHWART et FROEHLICH. — Contribution à l'étude de l'action de l'hypophysine sur les systèmes nerveux sympathiques et autonomes. Soc. imperio-royale des médecins de Vienne. 25 juin 1909. Wiener klin. Wochenschr. 1909, n° 27.

FRANKL-HOCHWART. — Note pour le diagnostic différentiel des tumeurs cérébrales. Jahrbücher. f. psychiatr. Bd. 30, 1909.

FRANKL-HOCHWART. — Cas de tumeur de l'hypophyse sans acromégalie, Gesellschaft f. morphologie und physiologie zu Munchen, 16 fév. 1909.

FRANKL-HOCHWART. — Tumeur de l'hypophyse. Verein f. psych. und Neurol in Wien, 10 déc. 1908. Wiener klin. Wochenschr, janv. 1909, p. 146.

FRANKL-HOCHWART. — Diagnostic des tumeurs de l'hypophyse sans acromégalie. Congrès intern. de Budapesth, 1909.

FRANKL-HOCHWART. — Diagnostic des tumeurs de la glande pinéale. Deutsch. Zeitschr. f. nervenheilk, 1909, Bd. 37.

HOLLMANN. — Gigantisme et acromégalie. Berlin. klin. Wochenschr. nov. 1910, p. 2127.

HUDOVERNIG. — Gigantisme précoce avec puberté précoce. Soc. Neurol. 1903. Rev. Neurol., p. 533.

HUDOVERNIG. — Nouv. Iconog. Salpêtr. 1906, p. 398. Un cas de gigantisme précoce. Etude complémentaire. Contribution à l'étude de l'ossification.

HUMPHREY et DIXON. — Acromégalie, hypertrophie cardiaque, présence de substances hypertensives dans l'urine. Assoc. med. britannique 1910, 22-30 juillet.

HUTINEL et TIXIER. — L'acromégalie, in Maladies des enfants, par Hutinel 1909, v. II.

HUTINEL. — L'acromégalie chez l'enfant. La Clinique 1910, p. 113.

HYNEK. — Adiposité cérébrale. Analyse in Neurolog. Centralbl. 1910, p. 987. Opérations sur l'Hypophyse. American surgical assoc. Washington, 3 mai 1910.

INDEMANS. — Les rapports des troubles de la sécrétion interne des glandes vasculaires sanguines entre elles avec considération particulière sur l'étiologie de l'acromégalie et du diabète sucré. Flämischer. Kongr. f. naturw. und mediz., 1908, sept.

INFELD. — Sitzung des vereins Psych. Vienne 1902.

IRTL. — Cas de tumeur hypophysaire, acromégalie. Soc. imperio-royale des médecins de Vienne. 18 déc. 1908. Wiener klin. Wochenschr. 1910. p. 1829.

JACQUET et ROUSSEAU-DECELLE. — Pelade chez un acromégalique. Soc. de Dermatologie. 1911, 24 avril.

JAUGEAS. — Radiographie d'acromégalie. Soc. de Radiologie, 8 mars 1910.

JAUGEAS. — Les rayons de Roentgen dans le diagnostic et le traitement des tumeurs hypophysaires du gigantisme et de l'acromégalie. Thèse Paris, déc. 1909, n° 118.

JOELSON. — Cas d'acromégalie accompagnée d'atrophie rétro-oculaire des nerfs optiques et d'exophtalmie. Messager russe d'ophtalmologie, 1897. Analyse in Rev. Neurolog. 1897.

JORIS. — De l'existence d'une glande infundibulaire chez les mammifères. Bibliographie anat. 1908.

JORIS. — Contribution à l'étude de l'hypophyse. Mémoire couronné de l'Académie royale de Belgique, 1907.

JORIS. — L'hypophyse au cours de la gestation. Bull. Acad. royale de Méd. de Belgique, déc. 1908.

KANAVEL et GRINKER. — Ablation de tumeur du corps pituitaire. Surgery, gynecology, and obstetrics, Chicago, avril 1910.

KANAVEL. — Ablation des tumeurs de l'hypophyse par voie intra-nasale. Journ. of. the American med. assoc. nov. 1909, vol. 53, p. 1704.

KAPOSI. — Un cas d'acromégalie. Berliner klin. Wochenschr., juillet 1909, p. 1335.

KEITH. — Recherches sur la nature des modifications du squelette dans l'acromégalie. The Lancet n° 15. Analyse Bull. méd. 1911, 10 mai.

KESTER. — Un cas d'acromégalie. Hygiea 1900, p. 37. Analyse Rev. Neurolog., 1900.

KIENBOECK. — Un cas d'acromégalie au début avec signes de trouble de développement. Allgem. Wiener mediz. zeitung. 1908, p. 93. Analyse in Jahresb. 1908, p. 748.

KLIPPEL et VIGOUROUX. — Angiocholite chronique et insuffisance hépatique avec symptômes d'acromégalie. Presse méd. 1903, p. 245.

KOELICHEN. — Cas d'acromégalie. Neurolog. Centralbl. 1909, p. 394.

KOESTER. — Tumeur de l'hypophyse sans acromégalie. Hygiea 1902, n° 11.

KOEHLER. — Technique de l'exploration radiographique de la selle turcique pour le diagnostic des tumeurs de l'hypophyse. Journ. de radiologie, 1909.

KOHLMEYER. — Cas d'acromégalie. Munchn. mediz. Wochenschr. 1909, p. 2658.

KOELLIKER. — Gigantisme partiel. Munchn. mediz. Wochenschr. 1908, p. 2062.

KOERNER. — Acromégalie. vereinsbeil. der Deutsch. mediz. Wochenschr. 1909, p. 2299.

KORTE. — Un cas d'acromégalie avec diabète et troubles psychiques. Inaugural dissertation, Kiel 1909.

KRULL. — Gigantisme chez les nouveaux-nés. Gesellsch. f. natur. und heilk. zu Dresden, 29 janv. 1910.

KRUSIUS. — Cas d'acromégalie. Munchn. mediz. Wochenschr. 1909, p. 1864.

KUH. — Le traitement de l'acromégalie par le corps pituitaire. Analyse in Rev. Neurolog. 1902, p. 521.

LAIGNEL-LAVASTINE. — Troubles psychiques dans les syndromes hypophysaires. Rev. de Med., mars 1909, p. 172.

LAIGNEL-LAVASTINE. — Sécrétions internes et psychoses. Presse médical. 1er août 1908.

LAIGNEL-LAVASTINE. — Des troubles psychiques par perturbation des glandes à sécrétion interne. Congrès de Dijon, août 1908.

LANCEREAUX. — Des trophonévroses des extrémités ou acrotrophonévroses. La trophonévrose acromégalique, sa coexistence avec le goitre exophtalmique et la glycosurie. Semaine médicale 1895.

LANDRIEUX et WAHL. — Un cas d'acromégalie. Soc. de Biolog. 9 mai 1903.

DE LAPERSONNE. — Acromégalie et hémianopsie bitemporale. Arch. d'ophtal. 1905, p. 457.

DE LAPERSONNE et CANTONNET. — Hémianopsie homonyme latérale par tumeur hypophysaire sans acromégalie. Soc. Neurolog., 6 janv. 1910. Rev. Neurolog., p. 120.

DE LAPERSONNE et CANTONNET. — Troubles visuels produits par les tumeurs de l'hypophyse sans acromégalie. Arch. d'ophtal. 1910, p. 65.

LAUNOIS, PINARD et GALLAIS. — Syndrome adiposo-génital avec hypertrichose, troubles nerveux et mentaux d'origine surrénale. Gaz. Hôp. 1911, avril, p. 649.

LAUNOIS. — Sur l'existence de restes embryonnaires dans la portion glandulaire de l'hypophyse humaine. Soc, Biolog. 12 déc. 1903. CR. p. 1578.

LAUNOIS et ROY. — Glycosurie et hypophyse. Soc. Biolog., 21 mars 1903. C. R., p. 382, et Arch. gén. de méd., 1903, p. 1102.

LAUNOIS et ROY. — Gigantisme et infantilisme. Nouv. Iconog. Salpêtr. 1902, p. 540.

LAUNOIS et ROY. — Gigantisme et infantilisme. Soc. Neurolog. 1902. Rev. Neurolog. p. 1054.

LAUNOIS et ROY. — Quelques notes sur le géant Machnow. Arch. gén. de méd., 1905, p. 1380.

LAUNOIS. — Etude biologique sur les nains. Bull. méd., oct. 1909, p. 957.

LECÈNE et ROUSSY. — Tumeur de l'hypophyse dans l'acromégalie : tentative opératoire. Soc. Neurolog., 10 juin 1909. Rev. Neurolog., p. 815.

LEOPOLD. — Plaques osseuses de la pie-mère spinale et leurs rapports avec les douleurs de l'acromégalie. The journ. of nervous and mental diseases, sept 1908, p. 552.

ETTORE LÉVI. — Essai sur la pathogénie des syndromes hypophysaires en général et de l'acromégalie en particulier. Encéphale, 1910, mai, p. 565.

LÉVI. — Contribution à l'étude de l'infantilisme du type Lorrain. Nouv. Iconog. Salpêtr. 1908, p. 297 et 421.

LÉVI. — Infantilisme dystrophique familial, type Lorrain, Il policlinico 1908, p. 851.

LÉVI. — Hypophyse et acromégalie ; rapports de l'organe et relations de la maladie avec la persistance du canal cranio-pharyngé. Archivio di physiologia, mai 1909, p. 284.

LÉVI. — Persistance du canal crânio-pharyngien dans deux crânes d'acromégaliques ; importance de ce nouveau fait pour la pathogénie de l'acromégalie et des syndromes analogues. Soc. Neurolog. de Paris, 1er avril 1909. Rev. Neurolog., p. 533. — Rivista critica di clinica medica 1909, n° 23.

LÉVI et FRANCHINI. — Contribution à la connaissance du gigantisme avec une étude complète de l'échange matériel dans cette maladie. Nouv. Iconog. Salpêtr. 1909, p. 449 et 566.

LÉOPOLD LÉVI et DE ROTSCHILD. — Contribution à l'opothérapie hypophysaire. Soc. Neurolog., 7 févr. 1907. Rev. Neurolog., p. 177 ; — chez un myopathique, v. Soc. Neurolog., 6 juin 1907, Rev. Neurol., p. 613.

LÉOPOLD LÉVI et DE ROTSCHILD. — Etude sur la physio-pathologie du corps thyroïde et de l'hypophyse. 1 vol., Paris 1908.

LÉVY. — De l'acromégalie. Arch. gén. de méd. 1898.

LEVINSOHN. — Rapports des tubercules quadrijumeaux antérieurs et du réflexe pupillaire d'après des recherches expérimentales chez le singe Berliner ophtalmol. Gesellsch, 18 mars 1909.

LHERMITTE. — Hyperplasie de l'hypophyse dans la sclérose en plaques. Soc. Neurolog., 8 déc. 1910. Rev. Neurolog., p. 665.

LHERMITTE. — La maladie du sommeil et les narcolepsies. Rapport au Congrès Neurolog. 1910. Bruxelles.

LIPSCHIPZ. — Un cas d'idiotie avec glycosurie et symptômes acromégaliques. Inaugural dissertation, Berlin, juillet 1909.

LOEB. — Contribution à l'étude du diabète sucré. Corps pituitaire et diabète. Centralbl. f. innere medic. 1898, p. 893.

LORAND. — Diabète, acromégalie et Basedow. Congrès de Madrid, 1903.

LORAND. — Contribution à la pathologie et au traitement de l'acromégalie. Congrès de Madrid, 1903.

LOUNZ. — Un cas de syringomyélie avec phénomènes acromégaliques. Soc. neurolog. et de psychiatr. de Moscou. 20 mars 1898. Analyse R. N. 1899.

LOEWE. — Mise à nu de la cavité sphénoïdale et de la portion sphénoïdale du cerveau par la voie pharyngée. Centralbl, f. chirurg. 1909, p. 521, Zeitsch. f. augenheilk, 1909, p. 447 ; Neurolog. Centralbl, p. 842. sept. 1907.

LUNN. — Un cas d'acromégalie. Proceedings of the Royal Society of med. of London, janv. 1910, Clinical section 10 déc. 1909, p. 53.

LYNN THOMAS. — Un cas d'acromégalie avec le signe différentiel de Wernicke British med. journ. 1er janv. 1895.

LYONNET et LACASSAGNE. — Syndrome hypophysaire adiposo-génital. Soc. méd. Hôp. de Lyon, 22 nov. 1910.

MADELUNG. — Sur les blessures de l'hypophyse. Arch. f. klin. chirurg. von Langenbeck, 1904, p. 1067. Congrès allemand de chirurg., 1904.

MARANON. — Insuffisance pluriglandulaire endocrine (syndrome d'Addison, atrophie testiculaire, symptômes giganto-acromégaliques). Rivista clinica de Madrid, nov. 1909, p. 330.

MARBURG. — Tumeur du cervelet. Adiposité universelle et infantilisme. Deutsche. mediz. Wochenschr, 1907, p. 2165.

MARBURG. — La question de l'adiposité universelle dans les tumeurs cérébrales. Wiener mediz. Wochenschr. 1907, n° 52. p. 2512.

MARBURG. — L'adiposité d'origine cérébrale. Contribution à l'étude de la pathologie de la glande pinéale. Congrès des Neurologistes allemands. Heidelberg, 1909.

Pierre MARIE. — Sur deux cas d'acromégalie, etc. Rev. de méd. 1886, p. 333.

P. MARIE. — Sur l'anatomie pathologique de l'acromégalie. Congrès de Berlin, 1890.

P. MARIE. — Brain 1889, Progrès médical 1889, Bull. méd. 1889.

P. MARIE. — Nouv. Iconog. Salpêtre, 1888 et 1889.

P. MARIE. — Sur deux types de déformation des mains dans l'acromégalie. Soc. méd. Hôp., 1896, 1er mai.

MARINESCO. — Trois cas d'acromégalie traités par des tablettes du corps pituitaire. Soc. méd. Hôp. 1895.

MARINESCO. — Un cas de maladie de Morvan associée à l'acromégalie. Soc. Neurolog. et de psych. Buckarest, janv. 1906. Analyse in Rev. Neurolog. 1902, p. 1100.

MARINESCO. — Sur un cas d'acromégalie avec diabète, mars 1907. Analyse in Rev. Neurolog. 1909, t. 2, p. 1494.

MARINESCO et GOLSTEIN. — Deux cas d'hydrocéphalie avec adipose généralisée. Nouv. Iconog. Salpêtr. nov. 1909, p. 628.

MARLOW. — Un cas de maladie de l'hypophyse. New-York med. journ., 16 avril 1910, p. 794.

MASAY. — L'acromégalie expérimentale. Soc. royale des Sciences naturelles et médicales, Bruxelles, juillet 1906.

MASAY. — Expériences démontrant l'action d'un sérum hypophysotoxique. Soc. royale des sciences naturelles et médicales. Bruxelles, juillet 1906.

MASAY. — L'hypophyse. Etude de physiologie pathologique. Thèse de l'Université libre de Bruxelles, 1908.

MATASSARU. — L'acromégalie chez les enfants. Thèse de Buckarest 1910. Analyse in Rev. Neurolog, 1911, p. 198.

MAYER. — Sur les rapports entre les glandes génitales et l'hypophyse. Inaugural dissertation, Leipzig, mars 1910.

MEIGE. — Acromégalie, gigantisme, infantilisme, in Pratique médico-chirurg..

MEIGE. — Sur les géants. Congrès de Neurologie de Grenoble, 1902.

MEIGE. — Sur le gigantisme. Arch. gén. de méd., oct. 1902.

DU MESNIL. — Acromégalie avec autopsie. Soc. méd. d'Altona, 27 sept. 1899.

MESSEDAGLIA. — Lésions de l'hypophyse et glycosurie. In Morgagni, mai 1909, p. 465.

MESSEDAGLIA et TOSCA. — Acromégalie et gigantisme viscéral. Il morgagni, mai 1908, p. 261.

MEVEL. — Contribution à l'étude des troubles oculaires dans l'acromégalie. Thèse Paris, 1894.

MIGLIACCI. — Sur la théorie hypophysaire de la maladie de Marie ou acromégalie. Gazetta degli ospedali e delle cliniche, 22 nov. 1903.

MIKULSKI. — Démence précoce dans un cas d'acromégalie atypique. Medycyna 1909, nos 31 et 32. Analyse in Neurolog. Centralbl. 1910, p. 550.

Robert MILNE. — Cas de gigantisme acromégalique. Proceedings ef the Royal society of medic. of London, janv. 1910, clinical section 10 déc. 1909, p. 54.

MINERBI et ALESSANDRI. — Acromégalie avec syndrome de Stokes-Adams et énorme hypertension artérielle. Academia delle Scienz. mediche e natur. di Ferrara. 11 janv. 1908.

MINET et GERARD. — Myxoedème avec cécité. Echo médical du Nord, 25 avril 1909.

MOCHI. — Les échanges de l'azote, du phosphore et du calcium chez les cobayes traités avec les injections d'extrait hypophysaire. Rivista di pathologia nervosa e mentale, août 1910, vol. 12.

MODENA. — L'acromégalie. Rivista sperimentale di freniatria, 1903.

MOLLOW. — Un cas d'acromégalie et de pelade. Fortschrift. aus dem gebiete der rontgenstrahlen, 1909, p. 399.

MONCORVO. — Un cas d'acromégalie compliquée de microcéphalie chez un enfant de 14 mois. Allgem. Wiener med. zeit, 1895, n° 2.

MONTEL. — Gigantisme et acromégalie. Annales d'Hyg. et de Méd. Colon,. 1904, p. 222.

MONTEVERDI et TORRACHI. — Un cas d'acromégalie avec hémianopsie bitemporale et inférieure. Revista speriment. di freniatria, 1897.

MOORE. — Myxoedème avec atrophie optique. Proceedings of the Royal Soc. of med., 1908, vol. I, p. 192.

MORACZEWSKI. — Phénomènes métaboliques dans l'acromégalie. Traitement par l'oxygène, le phosphore, etc. Analyse in Rev. Neurolog. 1902, p. 511.

MOSZKOVICZ. — Un nouveau procédé d'extirpation des tumeurs de l'hypophyse. Soc. imperio-royale des méd. de Vienne, 31 mai 1907. Wiener klin. Wochenschr, 1907, p. 792.

MOSSÉ. — Déformations acromégaliformes. Soc. Neurolog. 4 mai 1911.

MOUTIER. — Acromégalie, crises convulsives et équivalents psychiques. Soc. Neurolog. 8 nov. 1906, Rev. Neurolog., p. 1082.

MULLER. — Acromégalie, ostéomalacie, tétanie und struma. Wiener mediz. Wochenschr, 1909, janv. p. 107.

NAPIER. — Un cas d'acromégalie. Glascow Med. journ. 1904, p. 118.

NARHOUTE. — Pituitaire et sa signification pour l'organisme. St. Pétersbourg, 1903. Analyse in Rev. Neurolog. 1904, p. 20.

NASSETTI. — Quelques recherches sur la méthode nasale pour atteindre l'hypophyse. Soc. medico-chirurgicale de Bologne, 7 fév. 1901.

NEUBERT. — Sur l'état du glycogène dans l'hypophyse et dans le système nerveux central. Zieglers Beitr. Bd. XLV, p. 38.

NEUFELD. — Sur les altérations du larynx dans l'acromégalie. Zeitschr. f. klin. mediz. 1908, p. 400.

NORRIS. — Un cas d'acromégalie, Proc. New-York path. soc. 1907, p. 19.

NOVI. — Amygdalepharyngée et hypophyse. Soc. medico-chirurg. de Bologne, 15 fév. 1908.

OBERNDORFFER. — Sur les échanges dans l'acromégalie. Zeitschr. f. klin. mediz. 1908, p. 6.

OESTREICH et SLAWYK. — Gigantisme et tumeur de la glande pinéale. Arch. f. patholog. anat. und physiolog. und f. klin. medic. 1899. Bd. 57.

PACARD. — Un cas atypique d'acromégalie. Analyse in Rev. Neurolog. 1901, p. 253.

PANSINI et BENENATI. — Maladie d'Addison avec reviviscence du thymus et hypertrophie du thyroïde et de la pituitaire. Il policlinico, avril 1902, p. 216.

PARHON et GOLSTEIN. — Contribution à l'étude de l'acroméglie, 1903. Analyse in Rev. Neurolog. 1905, p. 47.

PARHON. — Contribution à l'étude des échanges nutritifs dans l'acromégalie, 1903. Analyse in Rev. Neurolog. 1905, p. 46.

PARHON et GOLSTEIN. — Recherches expérimentales pour l'étude de la pathologie de l'acromégalie. Spitalul. déc. 1909, p. 561.

PARHON. — Pathogénie et traitement de l'acromégalie. Analyse in Rev. Neurolog. déc. 1908, p. 598.

PARHON et ZALPLACTA. — Gigantisme précoce avec polysarcie excessive. Nouv. Iconog. Salpêtr., janv.-fév. 1907, p. 91.

PARISOT et HARTER. — Hypertrophie hypophysaire dans un cas de thyroïdectomie incomplète chez l'homme. Soc. de méd. de Nancy, 25 mars 1908. Rev. méd. de l'Est, 1908., p. 483.

PARISOT et LUCIEN. — Hypertrophie de l'hypophyse dans quatre cas de goître. Soc. de méd. de Nancy, 25 mars 1908. Rev. méd. de l'Est, 1908, p. 481.

LUCIEN et PARISOT. — Hypertrophie de l'hypophyse et cancer du corps thyroïde. Soc. de méd. de Nancy, 22 juillet 1908. Rev. méd. de l'Est, p. 758.

PARISOT. — Le rôle de l'hypophyse dans la pathogénie de l'acromégalie. Rev. de Neurolog., 1910, t. I, p. 277.

PARISOT. — Essai de destruction de l'hypophyse par un sérum hypophysotoxique. Soc. de Biolog., 21 nov. 1909, CR., p. 741.

PATRY. — L'acromégalie avant 1885. Thèse de Paris, 1908.

PAUCHET. — Chirurgie de l'hypophyse. La Clinique, 1909, p. 11.

PAULESCO. — L'hypophyse du cerveau. Recherches morphologiques. Paris, Vigot frères, 1908.

PAULESCO. — Recherches sur la physiologie de l'hypophyse ; l'hypophysectomie et ses effets. Journ. de physiolog. et de patholog., 1907, p. 441.

PAULESCO. — Physiologie de l'hypophyse du cerveau. Académie des Sciences, 11 mars 1907.

PÉCHADRE. — Revue de Méd.; 1890, p. 175.

PECHKRANZ. — Un cas de dystrophie glandulaire. Soc. méd. de Varsovie. Section Neurolog. et psych., 19 fév. 1910. Analyse in Rev. Neurolog., 1910, t. I, p. 309.

PECHKRANZ. — Un cas d'arrêt de développement avec diabète insipide. Soc. Neurolog. et de psychiatr. de Varsovie, 21 mai 1910. Analyse in Rev. Neurolog. 1910, t. 2, p. 579.

PEL. — Acromégalie et myxoedème dans une même famille entachée d'hérédité syphilitique. Berliner klin. Woch. 30 oct. 1905.

PEL. — Développement de l'acromégalie à la suite d'une frayeur. Berliner klin. Wochenschr, n° 12, 1911.

PEL. — Acromégalie partielle avec infantilisme. Nouv. Iconog. Salpêtr., 1906, p. 76.

PENDE. — L'hypophyse pharyngée, sa structure et son importance en pathologie. Riforma medica, août 1910, p. 938.

PERRIER. — Hypophyse après la thymectomie. Rev. méd. de la Suisse Romande, 1910, n° 10.

PERRIER. — Contribution à l'étude des réactions de l'hypophyse à la suite d'ablations glandulaires. Thèse de Paris, 25 novembre 1909.

PERRIN. — Les sécrétions internes, leur influence sur le sang. Baillière, Paris 1911.

PETREN. — Sur l'existence simultanée de l'acromégalie et de la syringo-myélie. Virchows archiv. f. patholog. anatomie und physiologie, 1907, t. 190.

John PHILLIPS. — Un cas d'acromégalie avec thrombo-phlébite des veines superficielles. Etude des altérations cardio-vasculaires dans l'acro-mégalie. Medical Record, fév. 1909, p. 301.

PIAZZA. — Un cas d'hypertrophie totale acquise de la moitié droite du corps. Monatschrift. f. psych. und Neurolog., juin 1909, p. 497.

PINELES. — Rapport de l'acromégalie avec le myxoedème et les autres maladies des glandes vasculaires sanguines. Verein f. psych. und neurol. in Wien, 17 janv. 1899.

PIRIE. — Un cas d'acromégalie. Lancet, 6 oct. 1901.

PISANO. — Sténose du conduit auditif externe par l'acromégalie. Arch. ital. d'otologie, 1907, p. 12.

PITTALUGA. — Contribution au diagnostic de l'acromégalie. Annali del instituto, psychiat. della R. Univers. di Roma, vol. I, 1901-1902, p. 74.

PONFICK. — Myxoedème et hypophyse cérébrale. Zeitschr. f. klin. med., 1899, p. 1.

POPOFF. — Maladie de Marie. Analyse in Rev. Neurolog., 1903, p. 427.

POPPI. — Amygdale de Luschka, canal crânio-pharyngé et hypophyse. 12° Congrès de la Soc. ital. d'otologie, rhinol. et laryngolog. Turin, oct. 1908.

POPPI. — L'hypophyse cérébrale pharyngée et la glande pinéale en patho-logie. 1 vol., Bologne, 1911.

PRESSER. — Cas de gigantisme partiel. Münchn. mediz. Wochenschr, 1907, p. 2617.

Georges PRICE. — Adipose douloureuse, étude clinique et pathologique avec relations de deux cas suivis d'autopsie. American journ. of. the med. science, mai 1909, p. 705.

PRODI. — Hydarthrose des deux genoux et disparition des troubles visuels dans un cas d'acromégalie. Gazetta degli ospedali e delle cliniche, juin 1904, p. 738.

PROUST. — La chirurgie de l'hypophyse. Journ. de Chirurg., 1908, p. 665.

QUERENGHI et BEDUSCHI. — Acromégalie. Annali di ottalmologi,a anno 26.

Guthrie RANKIN et MOON. — L'acromégalie à propos de deux cas typiques. Lancet, janv. 1909, p. 25.

RAYER. — Observations sur les maladies de l'appendice sus-sphénoïdal (glande pituitaire)du cerveau. Arch. gén. de méd., 1823, p. 350.

RAYMOND et CLAUDE. — Les tumeurs de la glande pinéale chez l'enfant. Acad. de Méd., 15 mars 1910.

RAYMOND et SOUQUES. — Epilepsie partielle dans l'acromégalie. Congrès de Neurolog. Nancy 1896.

RAYMOND. — Le sommeil dans les tumeurs cérébrales. In patholog. nerveuse, Paris 1910.

REGNAULT. — Deux squelettes d'acromégalie. Soc. anat., 1901., Bull., p. 476.

REGNAULT. — La forme du corps chez les géants acromégaliques. Presse médicale, 28 sept. 1910, p. 722.

REICHEL. — Cas d'acromégalie typique. München. mediz. Wochenschr, 1907, p. 632.

REISMANN. — Gigantisme unilatéral. Australasian med. gaz. 20 juin 1904.

RENON, DELILLE et MONIER-VINARD. — Syndrome polyglandulaire par hyperactivité hypophysaire (gigantisme avec tumeur de l'hypophyse) et par insuffisance thyro-ovarienne. Bull. Soc. méd. Hôp. 1908, déc., p. 704.

RENON et DELILLE. — Insuffisance thyro-ovarienne et hyperactivité hypophysaires (troubles acromégaliques), amélioration par l'opothérapie thyro-ovarienne, augmentation par la médication hypophysaire. Bull. Soc. méd. Hôpit., juin 1908, p. 973.

RENON, DELILLE et MONIER-VINARD. — Syndrome polyglandulaire par dyshypophysie et par insuffisance thyro-testiculaire. Bull. Soc. méd. Hôp., fév. 1909, p. 205.

RENON et DELILLE. — Sur les effets des extraits d'hypophyse en injections intra-péritonéales chez le lapin. Soc. Biolog. 28 nov. 1908.

ROMME. — A propos des réactions de l'hypophyse. Presse Médicale, 1910, p. 39.

ROMME. — Diagnostic des tumeurs de l'hypophyse. Presse Médicale, sept. 1909, p. 659.

ROSENHAUPT. — Contribution à la clinique des tumeurs de l'hypophyse. Berliner klin. Wochenschr. 1903, n° 39.

ROTKY. — Observation clinique et radiologique d'un cas d'acromégalie. Fortschr. auf dem geb. d. roentgenstrahlen 1910, h. 5.

ROUBINOVITCH. — Sur un cas d'acromégalie avec épilepsie et psychose maniaque dépressive. Gaz. Hôp. 1908, août, p. 1059.

ROUSSELOT. — Etude sur les relations de la thyroïde et de l'hypophyse. Thèse Paris, nov. 1909.

ROUSSY et GAUCKLER. — Note sur un cas d'acromégalie avec lésions associées de toutes les glandes vasculaires sanguines. Soc. Neurolog. de Paris, 2 mars 1905.

ROY. — Contribution à l'étude du gigantisme. Thèse Paris, fév. 1903, n° 190.

RUSS. — Tumeur de l'hypophyse sans signe d'acromégalie. Bull. Soc. des Médecins et Naturalistes de Jassy, janv.-fév. 1906.

SABRAZES et BONNES. — Examen du sang dans l'acromégalie. Réunion Biolog. de Bordeaux, avril 1905. C. R. ,p. 68.

SAENGER. — Cas de tumeur de l'hypophyse. Neurolog. Centralbl. 1907, p. 778, et 1908, p. 486.

SAENGER. — Diagnostic radiologique des tumeurs de l'hypophyse. 1er Congrès intern. de psych. neurolog. psycholog. Amsterdam, sept. 1907.

SAINTON. — Les troubles psychiques dans les altérations des glandes à sécrétion interne. Encéphale 1906, p. 243 et 376.

SAINTON. — Les nains. Tribune méd. 1909, p. 293.

SAINTON et STATE. — La forme douloureuse de l'acromégalie. Rev. Neurolog. 1900, p. 303.

SAKORAPHOS. — Examen du sang dans l'acromégalie. Soc. Biolog. 20 mai 1905.

SAKOVITCH. — De l'action du tuber cinereum sur la température chez les animaux. Soc. de psycholog. de Saint-Pétersbourg. 5 oct. 1896. Analyse in Rev. Neurolog. 1897, p. 63.

SAKOVITCH. — De l'influence de la substance grise du 3e ventricule et du tubercule optique sur la température du corps. Thèse de Saint-Pétersbourg. Analyse in Rev. Neurolog. 1897, p. 694.

SALMON. — La fonction du sommeil. Vigot frères, 1910.

SALMON. — Sur l'origine du sommeil. Etude des relations entre le sommeil et le fonctionnement de la glande pituitaire. Rev. de Méd. 10 avril 1906, p. 369.

SALMON. — Sommeil pathologique, hypersomnie. Rev. de Méd. 1910, sept., p. 765.

SANDRI. — Contribution à l'anatomie et à la physiologie de l'hypophyse Arch. ital. de Biolog. sept. 1909, p. 337.

Fernandez SANZ. — Acromégalie et démence précoce. Rev. ibero-am. de Cien. med., 1907, p. 223.

SCALINCIE. — Sur l'exophtalmie acromégalique. Il Tommasi, mars et avril 1906.

SCHAEFFER et HERRING. — Action de l'extrait d'hypophyse sur le rein. Proc. r. Soc. London, 1906.

SCHAEFFER. — Contribution à la symptomatologie de l'acromégalie. Neurolog. Centralbl, 1907, p. 296.

SCHLESINGER. — Wien klin. Rundschau, 1900, n° 15.

SCHLESINGER. — Un cas d'acromégalie avec symptômes oculaires guéris à la suite d'une cure anti-syphilitique. Club méd. Viennois, 23 janv. 1895. Anal. Rev. Neurol., 1895.

SCHLIPPE. — Un cas d'acromégalie. Inaugural dissertation. Munich, 1908,.

SCHLOFFER. — Les opérations sur l'hypophyse. Beitrage zur klin. chirurg., 1906, t. 50, p. 767.

SCHLUTER. — Cas d'acromégalie. Münchn. mediz. Wochenschr, 1908, p. 1312.

SCHMIEGELOW. — Traitement chirurgical des affections de l'hypophyse. Hospitalstidende. Copenhagen, oct. 1910, n° 42 et 43. Zeitschr. f. ohrenheilk. 1910.

SCHULLER. — Trépanation palliative de la selle turcique et ponction du troisième ventricule. Wiener mediz. Wochenschr. janv. 1911.

SCHULTZE. — Deutsch. mediz. Wochenschr., 1904, p. 1911.

SCHUSTER. — Tumeur de l'hypophyse, radiographie. Neurolog. Centralbl, 1907, p. 841.

SCHUSTER et COENEN. — Acromégalie ou neurofibrome. Mediz. klin. 1907, p. 267.

SENATOR. — Acromégalie avec strabisme convergent et hypertrophie du larynx. Deutsch. mediz. Wochenschr. 1907, p. 1353.

SENATOR. — Acromégalie. Berliner mediz. gesellschaft, 25 nov. 1908. Berliner klin. Wochenschr. 1908, p. 2205.

SHANAHAN. — Un cas d'epilepsie associée à l'acromégalie. The journ. of nerv. and mental diseases, 1907, 40, p. 259.

SHOEMAKER. — Cas d'acromégalie. med. Bull. 1908, 30, 81.

SHUSTER. — Œdème généralisé dans deux cas de tumeur cérébrale. Arch. f. psycholog., 1901, fasc. I.

SILVA. — Acromégalie avec atrophie des testicules. Soc. medico-chirurg. de Pavie, mai 1885.

ENRICO DE SILVESTRI. — Sarcome du médiastin et acromégalie. Riforma medica, 23 déc. 1903, p. 1416.

SIMNITZIN. — Lésions du sang dans l'acromégalie. RusskiWratsch,1909, n° 38.

SOUQUES. — Maccus, polichinelle et acromégalie. Nouv. Iconog. Salpêtr., 1896.

SOUZA-LEITE. — De l'acromégalie, maladie de Pierre Marie. Thèse Paris, mars 1890.

SPRIGGS. — Un cas d'acromégalie. Proceedings of the Royal soc. of med. of London, avril 1910. Clinical section II, mars, p. 149.

STADERINI. — Sur un prolongement glandulaire de l'hypophyse pénétrant dans une cavité prémamillaire du chat adulte. Anatomischer, anzeiger, 1909, Bd. 33.

STADERINI. — La physiologie de l'hypophyse étudiée par la méthode expérimentale. Archivio de physiologia, janv. 1910, p. 128.

STARK. — Contribution nouvelle à la pathologie des tumeurs cérébrales (tumeur hypophysaire, etc). Analyse in Neurolog. Centralbl, 1910, p. 714.

STATE. — La forme douloureuse de l'acromégalie. Thèse Paris, 1900, fév. n° 229.

STEIN. — Cas d'acromégalie. Wiener klin. Wochenschr. 1908, p. 1282.

STEINHAUS. — Acromégalie et états semblables. Wiener klin. Wochenschr.187 n° 199.

STEVENSON. — Gigantisme des pieds. British med. journ., 27 nov. 1909.

STEWART. — Symptomatologie des tumeurs de l'hypophyse. Philadelph. med. journal, 27 mai 1899.

STRICKER. — Acromégalie. Tijdschr. voor geneesk, n° 19, 1909.

STREMINSKI. — Troubles oculaires dans l'acromégalie. Arch. d'ophtalmolog. 1898.

STUMME. — Influence de la grossesse sur l'hypophyse et les capsules surrénales. 37e Congrès de la Soc. allemande de chirurg. Berlin, avril 1908.

SUROW. — Cas de myxoedème compliqué d'atrophie du nerf optique. Moskauer, ophtal. ges. 16, 1908.

TAYLOR. — Cas d'acromégalie, Tr. clin. soc. London 1907. p. 245.

THAON. — Action des extraits d'hypophyse sur le rein. Remarques sur l'opothérapie hypophysaire. Soc. Biolog. 22 oct. 1910.

THAON. — L'hypophyse à l'état normal et pathologique. Thèse Paris 1907.

THIBIERGE et GASTINEL. — Un cas de gigantisme infantilique. Nouv. Iconog. Salpêtr. 1909, p. 442.

THOM. — Recherches sur l'hypophyse normale et pathologique chez l'homme. Arch. f. mikr. anat. u. entw. Bd. 57, 1901.

THOMAS. — Acromégalie avec hémi-hypertrophie faciale, California, state journ. of medic. San Francisco. 1908.

THUMIN. — Rapports entre les ovaires et l'hypophyse. Berliner klin. Wochenschr. 1909. p. 606 et 631.

TILNEY. — Un cas de myasthénie grave pseudo-paralytique avec adénome du corps pituitaire. Neurographs, New-York, 20 mars 1907.

TRAMONTI. — Contribution clinique à l'étude de l'acromégalie. Il policlinico, 1906, sept, p. 399.

TUFFIER. — Hypertrophie du maxillaire inférieur, acromégalie. Soc. chirurg. 25 mai 1904.

UNVERRICHT. — Acromégalie et traumatisme, Münchn. mediz. Wochenschr. 1895.

VALDES. — Acromégalie chez un nègre âgé de 14 ans. Presse méd. 1897, sept. p. 175.

VASSALE et SACCHI. — Nouvelles expériences sur la glande pituitaire. Rivista sperimentale di freniatria, 1894, fasc. I.

VENUS. — Traitement opératoire des tumeurs de l'hypophyse. Centralbl. f. die Grenzgebiete der mediz. und chirurgie, 12 fév. 1909.

VERNESCO et ZWILLINGER. — Un cas d'acromégalie, double cataracte et diabète Analyse in Rev. Neurolog. 1907, p. 1184.

VERZILOFF. — Acromégalie. Soc. de Neurolog. et de psychiatr. de Moscou. 6 oct. 1900. Analyse in Rev. Neurolog. 1901.

VILLAR. — Acromégalie. Gaz. hebd. des Sciences méd. de Bordeaux 1908, p. 293.

VITON. — A propos d'un cas d'acromégalie. Rev. de soc. méd. argentine, 1904, p. 200.

VONWILLER. — Sur l'épithélium et les tumeurs des ventricules cérébraux. Virchows archiv. 1911. Bd. 204, p. 230.

VORSCHUTZ. — Examen radiologique et clinique de l'acromégalie. Deutsch. Zeitschrift. f. chirurg. 1908, p. 371.

WAGEMANN. — Kératite parachymenteuse syphilitique bilatérale chez une malade de 20 ans et dystrophie adiposo-génitale. Münch. mediz. Wochenschr. 1908, p. 1154.

WAHLFORS. — Un cas de tumeur dans la fosse pituitaire. Finska Lakaresallskapetes handlingar, 1900, p. 768.

WALLENBERG. — Cas d'acromégalie. Deutsch. mediz. Wochenschr. 1908, p. 171.

M'WALTER. — Note sur l'acromégalie. Med. Press 1909 juillet, p. 65.

WALSH. — Acromégalie associée au goître exophtalmique. Proceedings of the royal soc. of med. 1908, p. 195.

WARDA. — Sur l'acromégalie. Deutsch. Zeitschrift f. nervenheilk., juillet 1901, p. 358.

WEBER. — Spurious acromegaly. Proceedings of the royal soc. of med. 1908, p. 104.

WEBSTER. — Un cas d'hyperplasie cérébrale unilatérale avec coexistence d'acromégalie des pieds et un léger degré de gigantisme unilatéral. Journ. pathol. and bacteriolog. 1908, p. 306.

WECHSLER. — Un cas d'acromégalie. Spitalul 1901, n° 18.

WERNIC. — Sclérodermie et acromégalie. Polnische Zeitschrift. f. dermatolog. und venereolog. 1908, n° 6.

MONTGOMERY WEST. — Chirurgie de l'hypophyse au point de vue du rhinologiste. Journ. of the American med. assoc., avril 1910, p. 132.

WESTPHALL. — Cas d'acromégalie. Deutsch mediz. Wochenschr. 1907. p. 913.

WESTPHALL. — Cas d'acromégalie avec glycosurie considérable. Journ. de Med. et de chirurg. pratiques, déc. 1905.

WIDAL et BOIDIN. — Présentation d'un acromégalique géant. Bull. soc. méd. Hôp., oct. 1905, p. 740.

WIELAND. — Deutsch. mediz. Wochenschr. 1907, p. 407. Jahrbuch f. kinderheilk, 1907, p. 519.

WITTING. — Un cas d'acromégalie. La clinica moderna, oct. 1900, p. 331.

WOOD. — Tumeur probable de la glande pituitaire sans gigantisme mais avec hémiopie binasale. The ophtalm. record. mars 1908.

WYLIE. — Tumeur probable du corps pituitaire avec atrophie optique suivant une ménopause prématurée. Ophtalm. record. 1908, p. 241.

ZABRISKIE. — Un cas d'acromégalie. The journ. of nervous and mental diseases, fév. 1910, p. 110.

ZONDEK. — Sur le gigantisme. Arch. f. klin. chirurg. 1904.

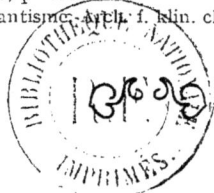

TABLE DES MATIÈRES

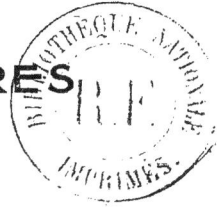

❧ ❧

Amiens. — Imprimerie du Progrès de la Somme

AMIENS

IMPRIMERIE DU PROGRÈS DE LA SOMME

18, RUE ALPHONSE-PAILLAT, 18

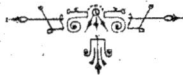